timidez
como ajudar seu filho a superar problemas de convívio social

CARO LEITOR,

Queremos saber sua opinião sobre nossos livros.

Após sua leitura, acesse nosso *site* (www.editoragente.com.br),

cadastre-se e contribua com sugestões, críticas ou elogios!

Boa leitura!

Andrew R. Eisen e Linda B. Engler

timidez
como ajudar seu filho a superar problemas de convívio social

Tradução:
Lorecy Scavazzini

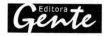

Editora
Rosely M. Boschini

Coordenação editorial
Fernando Fernandes

Assistente editorial
Rosângela Barbosa

Produção
André Medella

Copidesque
Sandra Silva

Preparação
Alexandra J. Gelman Ruiz

Projeto gráfico
Neide Siqueira

Editoração
Join Bureau

Capa
Diogo Guimarães e
Eduardo Profeta

Foto da capa
Getty Images

Revisão
Alexandra Costa

Título original: *Helping your socially vulnerable child*
Copyright © 2007 by Andrew R. Eisen, Ph. D., & Linda B. Engler, Ph.D., e New Harbinger Publications, 5674 Shattuck Ave., Oakland, CA 94609
Todos os direitos desta edição são reservados à Editora Gente.
Rua Pedro Soares de Almeida, 114
São Paulo, SP – CEP 05029-030
Telefone: (11) 3670-2500
Site: http://www.editoragente.com.br
E-mail: gente@editoragente.com.br

Dados Internacionais de Catalogação na Publicação (CIP)
(Câmara Brasileira do Livro, SP, Brasil)

Eisen, Andrew R.
 Timidez : como ajudar seu filho a superar problemas de convívio social / Andrew R. Eisen, Linda B. Engler ; tradução Lorecy Scavazzini – São Paulo : Editora Gente, 2008.

 Título original: Helping your socially vulnerable child.
 Bibliografia.
 ISBN 978-85-7312-599-3

 1. Ansiedade em crianças 2. Bullying 3. Crianças – Criação
4. Timidez em crianças I. Engler, Linda B. II. Título.

08-03770   CDD-649.1567

Índices para catálogo sistemático:
1. Crianças socialmente vulneráveis : Educação :
Vida familiar   649.1567

Aos nossos filhos, Zachary e Carly:
que vocês sempre conservem seu espírito e gosto pela vida.

Em memória da amada Beatrice Block:
sempre fonte de força e inspiração.

Aos pais das crianças com as quais temos trabalhado:
por sua inabalável dedicação e comprometimento.

Agradecimentos

Nossos sinceros agradecimentos a Cal e Phyllis Engler, pois este livro não existiria sem o amor incessante, as orientações e o apoio de vocês. Agradecemos também a Catharine Sutker e Karen O'Donnell Stein, nossas editoras, pela atenção cuidadosa aos detalhes, e por suas sugestões e comentários intuitivos que tanto contribuíram para dar forma à nossa visão do conceito de vulnerabilidade social.

Sumário

Introdução	11
1. Quando seu filho é tímido ou socialmente ansioso	15
2. Quando seu filho é socialmente retraído	34
3. Quando seu filho é socialmente vulnerável	49
4. Compreendendo o comportamento agressivo	81
5. O que fazer quando seu filho é tímido ou socialmente ansioso	101
6. O que fazer quando seu filho é socialmente vulnerável	141
7. O que fazer quando seu filho é socialmente vulnerável e menosprezado	163
8. O que fazer quando seu filho é socialmente vulnerável e rejeitado	196
9. Próximo passo	227
Referências bibliográficas	239

Introdução

Como especialistas em transtorno de ansiedade e em outros distúrbios relacionados, somos freqüentemente consultados por pais que buscam ajuda para suas crianças que sofrem de ansiedade por separação, ataques de pânico, timidez, fobia social ou transtorno obsessivo-compulsivo (TOC). Entretanto, torna-se cada vez mais evidente para nós que essas dificuldades não estão limitadas à ansiedade. À medida que nos aprofundamos, descobrimos que os jovens ansiosos lutam contra outros problemas, como impulsividade, distração, inflexibilidade, negatividade ou impulsos explosivos. O que muitas dessas crianças têm em comum é o fato de serem socialmente vulneráveis, passíveis de ser menosprezadas ou rejeitadas por seus colegas. Este livro tem a finalidade de ajudar os pais dessas crianças, que podem apresentar de leve a moderada timidez, ansiedade, afastamento ou vulnerabilidade social.

Por que este livro?

Muitos livros para pais e mães enfocam um único distúrbio, como transtorno de déficit de atenção e hiperatividade (TDA/H), TOC, ou quaisquer outros distúrbios, com capítulos específicos para cada um deles, e fornecem aos leitores uma quantidade muito grande de informações. Contudo, a maioria das crianças não se encaixa perfeitamente em apenas uma categoria. Ao contrário, elas podem apresentar diversas características ligadas a mais de um distúrbio. Nosso livro irá ajudá-lo a compreender como essas diferentes características estão interligadas e afetam o relacionamento social de seu filho.

Nas páginas a seguir você conhecerá dez histórias reais, extraídas da nossa vasta experiência clínica, que ilustram de maneira complexa as famílias típicas que passaram por nosso consultório. Logicamente, todas as informações pessoais foram alteradas a fim de preservar a identidade das famílias aqui descritas.

Esse novo ponto de vista possibilitará que você acompanhe esses casos à medida que as famílias identificam os tipos de ansiedade, esquiva ou fuga e vulnerabilidade social de seus filhos, e como aprendem a reconhecer o modo como as diferentes influências – por exemplo, temperamento, suscetibilidade à ansiedade e condições neurológicas – podem interagir e impedir o ajuste social da criança. E, finalmente, acompanharemos essas famílias à medida que ensinam aos filhos as estratégias de *coping* (artifícios usados para tolerar eventos estressantes) e as habilidades sociais que levarão a melhores resultados.

Antes disso, analisaremos alguns fatores que podem interagir com a ansiedade e impedir o sucesso social de seu filho. Ele age, regularmente, de alguma das maneiras abaixo?

- Percebe equivocadamente as intenções de outras pessoas.
- Interpreta erroneamente as observações alheias.
- Acredita que tudo acontece por sua culpa.
- Perde o controle emocional inesperadamente.
- Reclama de cansaço constante.
- Insiste em fazer tudo do seu jeito.

Introdução

Se algum dos comportamentos anteriores é familiar a você, então você sabe como ele prejudica a qualidade de vida de sua família.
Em geral, os pais acreditam que esse tipo de conduta em suas
crianças pode ser facilmente esquecido ou perdoado por terceiros.
No entanto, para os colegas e professores de seu filho, comportamentos como esses podem não ser bem-vistos. Por isso, este livro,
com um método clinicamente comprovado e fundamentado em
fatos, auxiliará as pessoas importantes na vida de seu filho não
apenas a compreender a verdadeira natureza dessas dificuldades
sociais e emocionais, como também servirá de apoio a você, que
quer dar à sua criança a verdadeira oportunidade de superar a timidez, administrar a ansiedade e o retraimento, e alcançar o sucesso social. Ao longo da leitura, você se sentirá capaz de estimular
a determinação, a confiança, o entusiasmo e a empatia de seu filho,
além de ensiná-lo a ser cada vez mais flexível, tolerante, responsável, e a ter respeito pelos outros.

Como usar este livro

Pode ser que você reconheça as características de seu filho em
alguma de nossas histórias. Contudo, é mais provável que seu pequeno compartilhe as mesmas características de muitas das crianças aqui descritas. Por essa razão, leia primeiro os capítulos de 1 a 3
para compreender mais a fundo as dificuldades sociais de sua
criança. Use as listas do final de cada capítulo para identificar as
peculiaridades apresentadas em crianças extremamente ansiosas,
retraídas ou vulneráveis socialmente. No capítulo 4, nós o ajudaremos a compreender a diferença entre a atitude de provocar e a atitude de intimidar e agredir; também entenderá os diferentes tipos
de dinâmicas da intimidação, e alguns dos sinais que podem indicar que seu filho passa por esse tipo de situação, ou se ele tende a
ser menosprezado ou rejeitado pelos colegas.

Nos capítulos 5 a 8 apresentaremos orientações passo a passo para ajudar o seu filho a superar a timidez, administrar a ansiedade social, o retraimento – a esquiva –, e a melhorar a qualidade do relacionamento com os colegas. Assim, você será capaz de selecionar metas de tratamento, elaborar e implementar um programa individualizado de estratégias de *coping* e habilidades sociais para sua criança. Finalmente, o capítulo 9 irá ajudá-lo a compreender o progresso de seu filho e a determinar se é preciso procurar ajuda profissional (e talvez medicação). Você também poderá aproveitar os recursos apresentados no final de cada capítulo.

Como este livro pode ajudar você

O método aqui apresentado pode ser usado de diversas maneiras. Como guia passo-a-passo para pais que ainda não buscaram ajuda profissional, como recurso educacional sobre a natureza, o desenvolvimento e o tratamento das dificuldades sociais e emocionais de crianças e adolescentes, ou como suporte para quem ainda não sabe se deve procurar ajuda profissional. Para melhores resultados, encorajamos você a utilizar o livro como suplemento ao trabalho de um terapeuta qualificado.

Este livro pode, também, ser um valioso recurso para outros membros da família e parentes, profissionais que trabalham com saúde mental, professores, psicólogos e administradores escolares, especialistas em aprendizado, fonoaudiólogos, terapeutas ocupacionais, e outras pessoas que tenham interesse em melhor compreender e auxiliar as crianças a superar os desafios sociais.

Você está preparado? Então, vamos começar. Primeiro, tentaremos compreender a natureza específica e a extensão da timidez e/ou ansiedade social de seu filho.

1

Quando seu filho é tímido ou socialmente ansioso

Eu não posso ir ao jogo de handebol. E se eu vomitar?
BETH

E se eu errar? Ninguém vai gostar de mim.
EDUARDO

> **OBJETIVOS DO CAPÍTULO**
>
> Neste capítulo, você aprenderá a:
> ✧ Reconhecer os principais tipos de timidez ou ansiedade social em crianças.
> ✧ Compreender algumas das razões para a criança ser tímida ou socialmente ansiosa.

Viver em um mundo ameaçador

Pense nisso. Vivemos em um mundo que pode ser muito assustador. É perfeitamente natural sentir-se tímido ou introvertido em algumas situações. Conflitos com familiares, amigos ou colegas de trabalho podem potencialmente ocorrer todos os dias de nossa vida. Você já teve medo desses confrontos? Você, às vezes, se sente dominado pela preocupação ou se sente mal só de pensar em encontrar uma pessoa difícil de lidar?

Felizmente, para muitos de nós, essas situações sociais temidas são poucas e ocasionais. Para a criança socialmente ansiosa, contudo, até as interações mais comuns podem ser ameaçadoras. Situações rotineiras para as quais geralmente não damos valor, como iniciar uma conversa, juntar-se a um grupo ou pedir ajuda a alguém podem ser grandes desafios.

Timidez e ansiedade social geralmente começam na infância, mas podem passar despercebidas até o início da adolescência. Como é possível saber se a ansiedade social de seu filho não é apenas uma fase passageira? Se a ansiedade dele dura mais de seis meses, atrapalha a escola, o bem-estar familiar, as amizades, ou acarreta outros problemas, como depressão, esquiva ou fuga social, essa pode ser uma condição crônica que requer assistência ou tratamento.

As pesquisas mostram que, se não tratada, a ansiedade social na adolescência geralmente está associada a baixo desempenho escolar, depressão, abuso de álcool e baixa satisfação em relacionamentos sociais e ocupacionais (Albano e Detweiler, 2001). Por essas razões, o momento de intervir é agora. O primeiro passo é reconhecer as principais características da ansiedade social da criança ou do adolescente.

Como ocorre a timidez ou a ansiedade social?

Todas as crianças sofrem de ansiedade social de maneira própria e exclusiva. A maioria das crianças e adolescentes socialmente ansiosos, contudo, tem algumas características importantes em comum, inclusive timidez, inibição, ansiedade quanto ao desempenho e medo de avaliação negativa. Discutiremos as características de cada tipo de ansiedade social e depois as ilustraremos com uma história real.

Relutância em participar de situações desconhecidas

Talvez seu filho precise de muito mais tempo para se adaptar antes de participar de novas situações sociais. O intervalo de tempo varia de alguns minutos antes de se entrosar em uma festa de aniversário a até vários meses antes de participar de uma aula de caratê. Para algumas crianças, a simples idéia de brincar com uma criança desconhecida ou assistir a um jogo de futebol pela primeira vez pode ser assombrosa.

Pode ser que você sempre tenha visto seu filho simplesmente como uma criança tímida e, por isso, sempre tenha respeitado a necessidade dele de tempo para adaptação. Além disso, talvez essa natureza quieta dele tenha sido encarada como um ponto positivo, já que, de modo geral, as crianças tímidas mostram-se mais gentis e educadas, e parecem apresentar menos problemas comportamentais. Pode ser que você tenha notado, contudo, que, pelo fato de seu filho necessitar de muito tempo para adaptar-se, ele não avance em atividades sociais e extracurriculares no mesmo ritmo dos colegas, apesar de ser bem expansivo e confiante em casa com a família e/ou amigos. Lembre-se: timidez está relacionada à adaptação a situações sociais novas ou desconhecidas. Uma criança tímida pode se comportar da seguinte maneira diante de novos contatos:

- ✧ Demorar a se adaptar.
- ✧ Ficar isolada.
- ✧ Ficar perto de quem cuida dela.
- ✧ Falar baixo.
- ✧ Chorar, ficar paralisada ou ter acessos de raiva.
- ✧ Resistir a novas atividades.
- ✧ Precisar observar primeiro antes de participar.
- ✧ Hesitar em iniciar uma conversa ou participar de uma.

18   TIMIDEZ – Como ajudar seu filho a superar problemas de convívio social

- ✣ Ficar ruborizada com facilidade, olhar para baixo, esconder ou cobrir o rosto com as mãos.
- ✣ Fracassar na interação com duas ou mais crianças.

Veja algumas características de crianças socialmente ansiosas na história real a seguir.

A história de Isabelle

Isabelle é uma menina de 7 anos, doce, sensível e tímida. Ela adora brincar ao ar livre com seu pai, Luiz, e com sua melhor amiga, Lili, que mora no mesmo bairro. Mas, quando duas ou mais crianças chegam para brincar, Isabelle geralmente fica assustada e confusa. Isabelle sempre reluta em experimentar qualquer atividade nova. Logo que sua mãe, Karen, menciona uma festa de aniversário ou uma oportunidade de brincar com alguém, ela se entusiasma. Entretanto, à medida que se aproxima a data do evento, Isabelle chora e se fecha. Geralmente, comparece a esses eventos, mas sempre fica grudada na mãe, e só participa da festa após sentir-se tranqüila e adaptada.

Isabelle adora futebol. Mas, apesar de ter seu pai como treinador, sempre fica nas laterais, olhando os colegas durante a maior parte do jogo. Quando finalmente está pronta para jogar, muitas vezes fica chateada ao descobrir que o jogo está quase para terminar.

Ela é uma criança muito inteligente e gosta de ir à escola. A professora diz que ela é quieta, obediente e quase sempre brinca com uma única criança. Quando Isabelle é chamada para expor suas idéias durante a aula, seu rosto fica vermelho, ela o cobre com as mãos ou olha para baixo.

Preocupação sobre o que os outros pensam

À medida que as crianças crescem, começam a prestar mais atenção ao que os outros pensam a respeito delas. Portanto, além

Quando seu filho é tímido ou socialmente ansioso 19

de abordar com cautela situações novas, algumas crianças podem se tornar introvertidas. Talvez você já tenha notado isso em seu filho; ele pode parecer ter medo de ser o centro das atenções, talvez preocupado em cometer um erro ou de parecer bobo.

Seu filho pode ter problemas para relaxar ou ficar retraído em atividades escolares ou sociais. Ele pode não apenas se preocupar demais com o que os outros pensam dele como pode, também, ser extremamente crítico em relação ao próprio comportamento. Isso pode ser frustrante tanto para a criança como para os pais, especialmente se ele de fato for bem na escola, nos esportes ou em situações sociais. Além disso, em casa você pode ter uma criança engraçada, tranqüila e confiante. Você queria que ele não se preocupasse tanto em cometer erros. Crianças introspectivas podem se sentir apreensivas em qualquer uma das seguintes situações sociais:

- ❖ Participar de atividades sociais.
- ❖ Ser chamada em aula.
- ❖ Escrever no quadro-negro.
- ❖ Ler ou falar em frente aos outros.
- ❖ Comer em frente aos outros.
- ❖ Usar banheiros públicos.
- ❖ Pedir ajuda.
- ❖ Vestir-se em frente aos outros.

É possível notar algumas das características de crianças introspectivas e socialmente ansiosas na história a seguir.

A história de Eduardo

Eduardo é um menino de 10 anos, inteligente, agradável e gentil, com um bom desempenho escolar; gosta de praticar esportes e tem muitos amigos. Mas seus pais, Walter e Lorena, observam que a criança constantemente se preocupa em não cometer erros e é extremamente rigorosa

20   Timidez – Como ajudar seu filho a superar problemas de convívio social

consigo. Quando sua professora faz alguma pergunta, Eduardo não levanta a mão, mesmo que saiba a resposta. Durante os jogos de futebol e as competições de caratê ele se retrai, e seu desempenho é menor do que durante os treinamentos. Quando comete um erro de ortografia ou erra algum cálculo matemático, fecha-se e chora.

Eduardo é muito sensível e quer que todos gostem dele. Fica triste com facilidade, especialmente se achar que os outros estão bravos com ele. Morre de medo de ter algum problema na escola. Walter e Lorena estão preocupados com ele. Aparentemente, é um garoto bem resolvido, mas, na verdade, Eduardo é uma criança insegurança e com baixa auto-estima.

Medo de errar

É muito difícil encarar situações nas quais nosso desempenho é avaliado. Isso acontece, por exemplo, numa importante entrevista de emprego. O nervosismo é tanto que temos receio de não conseguir expor da melhor forma nossas qualificações. Mas, de alguma maneira, conseguimos "driblar" nossos medos e nos livrar desses incômodos. Para algumas crianças e adolescentes, contudo, o medo de errar é tão grande que evitam se expor em qualquer circunstância. Só de pensar na hipótese do erro, possivelmente uma crise de pânico é desencadeada nessas crianças.

Pode ser que você tenha notado que seu filho, criança ou adolescente, esteja com dificuldades em participar de atividades escolares ou sociais específicas, como:

- ✧ Participar de apresentações musicais ou teatrais.
- ✧ Fazer apresentações orais.
- ✧ Participar de aulas de ginástica.
- ✧ Participar de reuniões em grupo.

Quando seu filho é tímido ou socialmente ansioso

Talvez não compreenda essa resistência de seu filho em participar de atividades em grupo, principalmente porque ele costuma apresentar um bom desempenho em provas escolares ou esportes. Você deve, contudo, incentivá-lo a simplesmente tentar fazer o melhor sem se preocupar com o desempenho. Mesmo assim, será possível que ele ainda se sinta mal fisicamente antes de qualquer tipo de avaliação.

Algumas das características de crianças que sofrem de forte ansiedade social ou quanto ao desempenho podem ser observadas na história que se segue.

A história de Beth

Beth é uma menina de 11 anos, calma, agradável e responsável. Apresenta um bom rendimento escolar, os colegas gostam dela e é uma atleta talentosa. Para Beth, a maioria das atividades escolares e esportivas é fácil, com exceção das competições de tênis.

Apesar de ainda estar no ensino fundamental, Beth foi recentemente convidada a participar do time de tênis da escola com os alunos mais adiantados. Durante o treinamento, Beth joga com extrema confiança e geralmente ganha de jogadores muito mais velhos. Em competições, no entanto, Beth geralmente se sente mal, pensa que pode vomitar e teme perder. Seus pais, Alan e Emília, estão muito preocupados, porque Beth não quer mais participar de competições e pensa em deixar a equipe.

Medo de humilhação

Ansiedade social e ansiedade por desempenho podem atrapalhar o rendimento escolar, as interações com os colegas e o bem-estar familiar de uma criança ou adolescente. Mas é importante ter em mente que a maioria das crianças como Beth é geralmente bem ajustada, especialmente se a ansiedade social e a ansiedade por desempenho estão limitadas a uma ou duas situações. Para algumas criaças ou adolescentes, contudo, a ansiedade social e a ansiedade por desempenho tornam-se tão amplas que afetam todas as áreas de sua vida. Qualquer tipo de situação social que potencialmente envolva um conflito é encarada com grande ansiedade, ou é totalmente evitada.

Talvez você tenha notado que seu filho, criança ou adolescente, se recusa a participar de atividades sociais. Na realidade, mesmo situações obrigatórias, como ir à escola, podem ser evitadas quando as situações sociais ou de desempenho (como testes, apresentações orais ou aulas de ginástica) são programadas. Seu filho, criança ou adolescente, também pode fazer de tudo para evitar sair com a família, especialmente para locais públicos como *shoppings* ou restaurantes. E, se você insistir muito, ele fica paralisado, entra em pânico ou tem um impulso explosivo.

Possivelmente, você pensa que seu filho tímido vai superar os receios sociais e então se preocupa que ele esteja desenvolvendo fobia social (que engloba uma ampla gama de situações sociais ou de desempenho, e o temor geral de se sentir constrangido ou humilhado). De acordo com nossa experiência, as crianças ou adolescentes com fobia social podem apresentar qualquer um dos seguintes receios ou características de personalidade:

- ✧ Timidez.
- ✧ Inibição.
- ✧ Ansiedade social e por desempenho.
- ✧ Medo de avaliação negativa.
- ✧ Medo de ser reconhecido e avaliado.
- ✧ Medo de ser o centro das atenções.
- ✧ Egocentrismo.
- ✧ Medo de rejeição.
- ✧ Evitação fóbica (fuga de situações que podem proporcionar fobia).

Observe que a fobia social pode incluir características de cada um dos tipos de ansiedade. Conseqüentemente, a fobia social geralmente afeta mais áreas do funcionamento social e causa maior interferência no bem-estar social, escolar e familiar que outras formas de ansiedade social. Você observará algumas das características de crianças e adolescentes com fobia social na história a seguir.

A história de Paulo

Paulo é um menino de 13 anos, calmo, atencioso e sensível. É um excelente aluno e tem muitos amigos. No entanto, tem horror a ser o centro das atenções, a ficar constrangido ou a ser humilhado; geralmente, acha que, a todo momento, as pessoas o avaliam. Paulo é muito sensível às sensações físicas do seu corpo, queixa-se de dor de cabeça com freqüência, e precisa ir ao banheiro o tempo todo. Seus pais, Sara e Artur, observaram que, ultimamente, Paulo se recusa a ir a lugares públicos (por exemplo, shoppings, restaurantes, cinemas) com a família ou amigos, diante da possibilidade de ter um ataque de pânico ou de passar por alguma situação constrangedora.

Algumas razões para a ansiedade social de seu filho

Até aqui discutimos os diferentes tipos de ansiedade social. Talvez você até tenha reconhecido muitos comportamentos de seu filho em nossas histórias reais. O que pode ser mais difícil de compreender, contudo, é por que seu filho continua a ser socialmente ansioso, apesar de ter passado por poucas experiências sociais humilhantes. Talvez você tenha notado, nas histórias apresentadas, que a ansiedade social geralmente é sustentada por sensações físicas desconfortáveis e/ou medo de avaliações negativas.

Sensações físicas desconfortáveis

Vamos imaginar, por um momento, que você tenha sido convidado a participar de uma atividade na escola de seu filho, na qual deve falar em público. Quais sentimentos o preocupam mais? Ficaria preocupado em sentir-se tenso e ansioso, em sentir-se mal, ou por os outros notarem que você está tenso e ansioso? É lógico que nenhum desses acontecimentos é ideal. Até certo ponto, contudo, você pode esperar sentir-se um pouco desconfortável antes ou durante o evento da escola. Quase todos nós nos sentimos assim; apenas não queremos que os outros percebam.

Crianças com ansiedade social geralmente apresentam essas sensações físicas desconfortáveis antes e durante as situações sociais temidas, inclusive:

- ❖ Dor de cabeça, tensão muscular ou aperto no peito.
- ❖ Dor de estômago, náusea ou medo de vomitar.
- ❖ Tremor, suor ou rubor.
- ❖ Falta de ar, tontura ou palpitação.

Crianças mais novas nem sempre compreendem por que se sentem desconfortáveis, e, por isso, sentem medo desse desconforto. É mais provável que crianças mais velhas e adolescentes façam a conexão entre as situações sociais que temem e as sensações físicas desconfortáveis. Conseqüentemente, a criança começa a associar o desconforto físico aos potenciais resultados temidos, como vômito ou ataque de pânico. O *medo*, portanto, de sentir-se mal ajuda a sustentar a ansiedade social da criança.

Por essa razão, seu filho pode ter total consciência das sensações físicas e de qualquer indicativo de que outras pessoas possam perceber sua ansiedade. Sintomas físicos observáveis, como rubor ou tremor, podem causar grande sofrimento ao seu filho. Mas, na maioria

Quando seu filho é tímido ou socialmente ansioso 25

dos casos, esses sinais de ansiedade, como suor, são sutis e difíceis de ser percebidos. O importante aqui é a percepção de seu filho em relação a essas sensações físicas, o que nos leva ao próximo tópico.

Medo de receber uma avaliação negativa

Vamos voltar à sua atividade na escola de seu filho. Além de ficar apreensivo pelo fato de outras pessoas notarem seu nervosismo, quais são seus outros receios: cometer um erro, esquecer o que vai falar ou o fracasso total? Até mesmo os palestrantes mais seguros e habilidosos preocupam-se com possíveis resultados negativos. Seu repertório de experiências pessoais, entretanto, ajuda-os a avaliar o potencial que esses pensamentos têm, de fato, de se tornar uma situação real. E perceber que uma apresentação na escola do filho não passa de um simples desafio a ser superado.

Crianças e adolescentes com ansiedade social são especialmente sensíveis às possíveis avaliações negativas, como ser criticado, julgado ou provocado. Pesquisas mostram que jovens socialmente ansiosos tendem a enfocar as características negativas das situações sociais, superestimar as chances de fracasso, constrangimento e ridículo, e minimizar suas habilidades de lidar com uma situação assim (Kearney, 2005).

O resultado real não é tão importante aqui, mas sim a maneira como seu filho interpreta esse resultado. A avaliação de seu filho quanto às situações sociais temidas depende dos seguintes fatores:

- ❖ A intensidade das sensações físicas.
- ❖ O grau com que essas sensações físicas podem ser observadas pelos outros.
- ❖ O quanto seu filho acredita nos resultados negativos.
- ❖ A percepção da criança em relação ao constrangimento.

Da mesma maneira que as sensações físicas desconfortáveis, as avaliações negativas podem sustentar a ansiedade de uma criança. Mas ambas podem resultar em fuga das situações sociais. A seguir, ajudaremos você a compreender como evitar as situações sociais ou de desempenho que podem interferir no bem-estar do seu filho.

Fuga causada por pensamento catastrófico

O que você sentiria se sua apresentação na escola de seu filho fosse adiada por qualquer motivo no último minuto? Aliviado? Agradecido, já que para você seria um desastre? Muitas pessoas pensam assim. Contudo, essas situações sociais ou de plena exposição nunca são tão ruins quanto imaginamos. Na realidade, nessas ocasiões nós nos superamos, e nosso desempenho é melhor que o esperado. A pior parte é pensar na possibilidade de ficar constrangido ou de ser humilhado. Porém, quando seu filho, criança ou adolescente, consegue evitar situações sociais temidas, na mente dele o constrangimento, a humilhação ou o ridículo foram evitados. Conseqüentemente, a probabilidade de que ele enfrente seus medos sociais no futuro é ainda menor.

A ansiedade social é, por natureza, irracional, pois existem poucas evidências de que suportem o que uma pessoa acredita temer. Cada uma de nossas histórias reais difere em relação ao tipo de ansiedade social e ao grau de fuga apresentada. O que é semelhante, contudo, é que as crianças e adolescentes nunca passam por situações sociais negativas reais; elas apenas temem essas situações.

Então, o que podemos fazer? Simplesmente dizer a eles para não se preocupar ajuda muito pouco. Fazer que seu filho encare e sinta o medo é a única maneira de ajudá-lo a superar a ansiedade. Sim, ele ficará ansioso. Mas a ansiedade diminuirá à medida que ele perceber que nada de terrível aconteceu. Mas, em primeiro lugar, qual a razão para seu filho temer tanto as situações sociais? Porque ele tem medo de ficar ansioso.

Receio de sentir medo

Ninguém gosta de se sentir desconfortável. Até mesmo os adultos, capazes de perceber que as chances de se sentir constrangidos em situações sociais ou de desempenho são pequenas, temem o constrangimento. Ter medo dessas sensações é o que faz a ansiedade social de seu filho aumentar sem controle.

Um dos objetivos de nosso método é ajudar seu filho a aceitar a ansiedade social como um sentimento natural. Isso significa tornar-se cada vez mais aberto a pensar sobre as próprias sensações relacionadas à ansiedade social e a experimentá-las. Logicamente, essa não é uma tarefa fácil. Seu filho pode não apenas ter medo de se sentir daquela maneira, como também acreditar verdadeiramente que o constrangimento e o ridículo são inevitáveis. Por essa razão, se encorajado a enfrentar as situações sociais temidas, ele pode apresentar fortes reações de esquiva. Seu filho apresenta os comportamentos abaixo?

- ✧ Acessos de raiva e gritos ou impulsos explosivos.
- ✧ Choro, congelamento ou pânico.
- ✧ Finge estar doente.
- ✧ Esconde-se no quarto ou no banheiro.
- ✧ Recusa-se a falar sobre determinadas atividades ou lugares, ou a ir a esses lugares.

Em caso positivo, esses comportamentos podem parecer manipuladores para você. No entanto, seu filho quer apenas mostrar-lhe o quanto está assustado e que fará qualquer coisa para não se sentir assim. Esses fingimentos são, na realidade, táticas de sobrevivência, e não atos deliberados de desobediência. Nos capítulos 5 a 8 mostraremos como agir efetivamente nos casos de reações de fuga de seu filho e como aumentar sua segurança social.

Origens da ansiedade social de seu filho

Agora que você compreende melhor como funciona a ansiedade social de seu filho, veremos quais são suas origens: pesquisas sugerem que a ansiedade social é resultado de influências biológicas, psicológicas, familiares e dos colegas (Barlow, 2002), que podem ser percebidas no temperamento e no ambiente da criança.

O temperamento de seu filho

Seu filho sempre foi tímido ou muito amedrontado? Ele foi um bebê inquieto e tornou-se uma criança desconfiada diante de estranhos, e cautelosa ao abordar novas pessoas ou situações? Esses comportamentos estão relacionados ao temperamento e à personalidade de seu filho. Pesquisas sugerem que crianças com tendências a comportamentos inibidos em geral são mais suscetíveis a desenvolver problemas de ansiedade em geral, e ansiedade social em particular (Kagan, Reznick e Snidman, 1986). É como se o cérebro de seu filho estivesse ligado para permanecer extremamente alerta aos sinais de perigo, presentes ou não. A essa altura, talvez você já tenha aceitado o fato de que seu filho tenha tendência a sofrer de ansiedade social, mas pode ainda ficar imaginando qual a origem dessa tendência, principalmente se você for uma pessoa sociável e socialmente segura. Se, por outro lado, você sempre foi uma pessoa tímida ou socialmente ansiosa, deve imaginar o quanto seu filho também lutará contra isso. Qualquer uma das duas opções não é culpa de ninguém. Existe a possibilidade de que você, seu cônjuge ou um parente próximo apresentem alguma forma de sensibilidade biológica, geralmente expressa na forma de preocupação, pânico, tristeza, ou alguma outra forma de ansiedade social (por exemplo, timidez ou fobia social).

Às vezes, temos a sensação de que nossos filhos herdam de nós as melhores e as piores características. É fácil enfatizar os aspectos negativos da ansiedade social, mas a sensibilidade emocional de seu filho também significa que ele é amoroso, caloroso e afetuoso. Tenha certeza de que nada impede que essa criança se torne um adulto socialmente seguro. Seu amor, apoio e seus constantes esforços são imprescindíveis para promover as habilidades de socialização de seu pequeno.

Visão distorcida

O temperamento de seu filho abre caminho para o desenvolvimento da ansiedade social. Isso geralmente transforma-se em incômodas sensações físicas e em dificuldade de se adaptar a situações sociais desconhecidas. Pesquisas mostram que crianças com ansiedade social são suscetíveis a erros de percepção. Esses erros são denominados distorções cognitivas e baseiam-se em suposições errôneas, podendo causar ou, no mínimo, sustentar a ansiedade social de uma criança. Com os casos reais apresentados a seguir, ilustramos algumas distorções cognitivas comuns, freqüentemente mencionadas na literatura (Kearney, 2005).

Autoculpa. A criança considera culpa sua os resultados negativos, apesar de as evidências dizerem o contrário. Por exemplo, quando a turma de Isabelle fica de castigo no recreio, ela se culpa, mesmo sabendo do mau comportamento das outras crianças.

Pensamento tudo ou nada. A criança considera apenas os extremos de um resultado, como, por exemplo, bom ou ruim, sucesso ou fracasso, preto ou branco, sem nenhuma possibilidade intermediária.

Filtro negativo. A criança enfatiza os aspectos negativos da situação, de tal forma que não tem uma visão global. Por exemplo, Eduardo, que vai muito bem na escola e nos esportes, considera-se um fracasso quando comete um único erro. Mesmo quando apresenta um bom desempenho, ainda assim consegue enfatizar algum ponto negativo.

Pensamento catastrófico. A criança supõe que os resultados mais negativos e devastadores ocorrerão. Por exemplo, apesar de Beth jogar com muita segurança durante os treinos de handebol nos campeonatos da escola, ela teme o pior, como vomitar ou perder feio.

Adivinhação. A criança acredita que pode prever os resultados (negativos) futuros. Paulo, por exemplo, evita muitas situações sociais porque prevê que passará por algo constrangedor e, por isso, será motivo de chacota dos colegas.

Leitura de pensamento. A criança acredita saber o que os outros estão pensando e, freqüentemente, imagina as pessoas falando dela de maneira negativa.

A mente da criança socialmente ansiosa possibilita a ela que preste atenção e se preocupe apenas com as experiências negativas e constrangedoras. Até mesmo as experiências anteriores positivas não são consideradas. Essa maneira de pensar torna seu filho, criança ou adolescente, psicologicamente propenso a ficar socialmente mais ansioso. Nos capítulos 5 a 8, identificaremos esses erros de pensamento para que você possa ajudar seu filho a avaliar as situações sociais de maneira mais saudável e realista.

O ambiente familiar

O temperamento e os padrões de pensamento de seu filho o tornam sensível à experiência da ansiedade social. O ambiente familiar, contudo, pode também desempenhar um papel que sustenta a ansiedade social da criança. Por exemplo, a mãe de Beth, Emília, não conseguia suportar ver a filha tão preocupada antes e durante cada partida de handebol. Conseqüentemente, incentivava a filha a ficar em casa para poupá-la de uma situação humilhante. E qual pai ou mãe não tenta proteger seu filho nessas circunstâncias?

Os pais de Paulo, Sara e Artur, possuem um ritmo de trabalho muito corrido, e, por isso, sempre que podem, preferem ficar em casa com a família, e praticamente não têm vida social. Portanto, quando Paulo começou a evitar atividades sociais, Sara e Artur não ficaram muito preocupados.

O que esses dois ambientes familiares diferentes têm em comum? As duas famílias estão, de maneira não intencional, ajudando os filhos a evitar os confrontos sociais. Isso pode ser problemático, já que a única maneira de superar a ansiedade social é enfrentar e sentir o medo.

Devemos também observar o que dizemos perto de nossos filhos. Por exemplo, quando enfatizamos as opiniões dos outros ou insistimos nos pontos negativos, podemos muito facilmente encorajar, se não fortalecer, a tendência de nossos filhos em direção às avaliações negativas. No capítulo 5, o ajudaremos a compreender como os estilos dos pais podem contribuir para a ansiedade social da criança, e discutiremos estratégias eficazes para que os pais possam minimizar as tentativas de esquiva ou fuga da criança.

Responda às questões a seguir. Suas respostas o ajudarão a personalizar nosso método para as necessidades específicas de seu filho no capítulo 5.

A ansiedade social do meu filho

1. As principais características da ansiedade social do meu filho são:
   ( ) Timidez.
   ( ) Inibição.
   ( ) Ansiedade social ou de desempenho.
   ( ) Facilidade para ficar envergonhado ou humilhado.

2. Atualmente, a ansiedade social do meu filho é sustentada por:
   ( ) Medo do desconforto físico.
   ( ) Avaliações negativas.
   ( ) Fuga de situações sociais
   ( ) Medo de ficar ansioso.

3. Alguns fatores que geralmente contribuem para a ansiedade social são:
   ( ) Acanhamento.
   ( ) Percepção equivocada.
   ( ) Ambiente familiar superprotetor.
   ( ) Relações com os colegas.

Quando seu filho é tímido ou socialmente ansioso

4. A ansiedade social do meu filho atrapalha:
   ( ) O rendimento escolar.
   ( ) As atividades sociais.
   ( ) O bem-estar familiar.
   ( ) O relacionamento com os colegas.

Resumo

Neste capítulo, ajudamos você a compreender as principais características e as possíveis causas da ansiedade social de seu filho. Apesar de as crianças descritas serem diferentes quanto ao tipo de ansiedade e ao grau de esquiva ou fuga, o relacionamento com os colegas é muito positivo. Essas crianças *querem* estar com os colegas. A ansiedade social é irracional, mas, se bem administrada, provavelmente não levará a outros problemas. No capítulo 2, apresentaremos três outras crianças e seus pais nas histórias reais que mencionaremos ao longo do livro para ilustrar como ajudar seu filho. Essas crianças sofrem de ansiedade social da mesma maneira, mas também sofrem de esquiva ou fuga social. Em outras palavras, elas escolhem se isolar dos colegas conhecidos e desconhecidos. Também discutiremos a natureza da esquiva ou fuga social e sua relação com a ansiedade e a depressão.

2

Quando seu filho é socialmente retraído

Ninguém gosta de mim. Não sei por quê.
RAFAEL

Gostaria que minha mãe me deixasse sozinha.
Não preciso de muitos amigos.
JÉSSICA

OBJETIVOS DO CAPÍTULO

Neste capítulo, você aprenderá a:

✧ Reconhecer as principais formas de esquiva ou fuga social nas crianças.

✧ Compreender a relação entre ansiedade social, esquiva ou fuga e depressão.

✧ Reconhecer as muitas facetas da depressão infantil.

A escolha da solidão

Com nossas inúmeras responsabilidades com a família e o trabalho, talvez sintamos falta de total privacidade, e até de alguns momentos de solidão. Mas pode ser muito difícil para um adulto compreender a escolha de seu filho de se distanciar das pessoas e de ficar sozinho. É lógico que não há nada de errado em querer ficar um pouco sem a companhia de outras pessoas. A solidão pode ser um momento de reflexão, organização ou simplesmente para descansar e relaxar. Contudo, pode haver outras razões por trás da esquiva ou fuga social de uma criança ou adolescente.

Conforme vimos no capítulo anterior, muitas crianças com ansiedade social querem ficar com os colegas, mas, por causa de timidez, inibição, receio de avaliações negativas ou medo de humilhação, evitam situações sociais desconhecidas. Essas crianças fugirão de interações sociais, mesmo que irracionalmente. Contudo, existem outras crianças que se isolam ou se retraem, tanto de pessoas como de situações conhecidas ou desconhecidas. Posturas como essas são, possivelmente, originadas em um histórico real de interações sociais malsucedidas. Além disso, algumas crianças podem se retrair em situações sociais não por causa de ansiedade irracional assustadora, ou de um histórico de interações não satisfatórias com colegas, mas simplesmente por preferirem atividades solitárias.

Seu filho prefere ficar sozinho

Talvez você tenha notado que seu filho sempre prefere atividades solitárias, como brincar no próprio quarto, fazer tarefa, ler e ouvir música, a estar com outras pessoas. Pode ser que isso nunca tenha sido motivo para preocupação, já que ele sempre teve bom rendimento escolar e bom relacionamento com os colegas. Agora, contudo, seu filho está crescendo, e talvez esse isolamento comece a chamar sua atenção. Ele parece muito satisfeito em ficar em casa numa época em que os colegas estão cada vez mais envolvidos em atividades esportivas e eventos sociais. Pode parecer não natural que ele tenha tão pouco interesse em estar com outras pessoas. Ainda mais desconcertante é o fato de que ele freqüentemente se sai bem em situações nas quais é obrigado a ficar com os colegas ou com a família, e até parece gostar delas. De acordo com nossa experiência, essas crianças podem demonstrar qualquer uma das seguintes características:

- Lentidão em se adaptar.
- Comportamento calmo e reservado.
- Ansiedade social (branda).
- Preferência por atividades calmas e solitárias.
- Bom relacionamento com os colegas.

A história de Jéssica

Jéssica é uma garota de 12 anos, calma e sensível. Vai bem na escola, participa de atividades esportivas, e seus colegas de classe a admiram. Apesar disso, o que Jéssica realmente gosta é de ficar em casa com a família.

Quando Jéssica era mais jovem, freqüentemente ia aos acampamentos de verão, e a outros eventos sociais. Agora, contudo, Jéssica passa a maior parte de seu tempo livre no quarto. Adora ler, ouvir música ou navegar na internet. Os professores a descrevem como estudante-modelo e popular entre os colegas. O telefone sempre toca e ela parece gostar de conversar com os amigos. Mesmo assim, Jéssica raramente reúne-se com eles. A mãe, Ana, não consegue entender por que Jéssica é tão retraída. Sua preocupação é que a filha fique cada vez mais isolada. O pai, Roni, é tímido, e espera muito que Jéssica um dia saia de sua concha.

É mais fácil ficar sozinho

Jéssica interage bem com os colegas, mas falta a ela a vontade de estar mais com eles. Simplesmente, prefere atividades solitárias. Algumas crianças e adolescentes que preferem ficar sozinhos, na realidade até gostariam de ter maior convívio social, porém, são muito tímidos, inibidos ou sofrem de ansiedade social. Tal fato se dá, geralmente, por um histórico de interações sociais de fracasso ou frustração. Conseqüentemente, apesar de desejarem estar com outras pessoas, aprenderam que o isolamento é mais fácil que enfrentar seus limites.

Talvez você tenha notado que seu filho, criança ou adolescente, resiste muito a participar de situações conhecidas ou desconhecidas que envolvam colegas, e até mesmo reuniões familiares. Quaisquer tentativas de forçá-lo a participar podem resultar em longos acessos de raiva. E, apesar de parecer contente em passar todo seu tempo livre em frente à televisão ou jogando *videogame*, você sabe que ele se sente entediado e solitário, e que gostaria de ter amigos ao seu redor. Pode ser que você, às vezes, nem saiba como lidar com ele, já que é tão sensível e melindra-se facilmente.

Por mais que queira ajudá-lo, você não sabe o que fazer. Parte seu coração vê-lo com os colegas. Ele não se adapta ao grupo, e não sabe como fazer isso, porque não consegue ao menos expressar seus sentimentos. Veja a seguir quais são as principais características dessas crianças:

- Timidez.
- Inibição.
- Ansiedade social (branda a moderada).
- Recusa a participar de eventos familiares.
- Dificuldade de expressar emoções.
- Baixa tolerância à frustração e tendência a acessos de raiva.
- Relacionamentos com os colegas abaixo do adequado.

A próxima história é um exemplo da experiência de uma criança que sofre na presença de outras pessoas.

38   TIMIDEZ – Como ajudar seu filho a superar problemas de convívio social

A história de Rafael

Rafael é um menino de 11 anos, introvertido e irritável. Tem bom rendimento escolar, mas não aceita comentários ou críticas construtivas dos pais ou de professores. Ele mora numa cidade que incentiva muito as atividades esportivas, mas Rafael nunca se interessou em praticar nenhum esporte. Isso tornou-se uma enorme desvantagem social para ele, já que muitas crianças de sua idade gostam de praticar atividades físicas em grupo. Rafael também se recusa a participar de qualquer evento social. A mãe, Elaine, não desiste de encontrar alguma atividade que possa despertar o interesse do filho. Mesmo assim, não importa o que faça, Rafael ignora os esforços dela, arranja desculpas para não participar, ou tem acessos de raiva. O pai dele, Leonardo, aproveita a boa relação que tem com o filho para encorajá-lo a participar de aulas de tênis ou para ir ao cinema com ele. Leonardo até se tornou, voluntariamente, chefe dos escoteiros da região para incentivar Rafael a se unir ao grupo. Ele foi algumas vezes, mas ficou isolado, e depois recusou-se a voltar.

Elaine e Leonardo estão preocupados com o isolamento do filho. Quando não está fazendo suas tarefas da escola, joga videogame o tempo todo. Ocasionalmente, Rafael joga com seu vizinho de 8 anos, mas só se o vizinho vier a sua casa. E seu melhor amigo, Téo, raramente está disponível por causa de seu envolvimento com esportes. Além disso, Rafael tem dificuldade de expressar suas emoções em palavras, e, quando tenta dizer o que sente, fala para os pais que parece que todos estão contra ele.

Quando a causa do isolamento é a depressão

Ao contrário de Jéssica, Rafael gostaria de ter mais amigos, mas retrai-se por causa de seu histórico de interações sociais malsucedidas. O garoto Paulo, cuja história foi apresentada no primeiro capítulo, também quer estar com outras pessoas, mas evita eventos sociais desconhecidos porque fica muito ansioso. Existem outras crianças e adolescentes, contudo, que optam pela solidão por se

Quando seu filho é socialmente retraído

sentirem totalmente tomados pela ansiedade, e também sofrem de depressão.

Para uma criança como essa, com o tempo, a ansiedade social começa a ter vida própria, permeando cada possível confronto social. A criança teme tornar-se o centro das atenções, já que acredita que todos a sua volta a avaliam. Na realidade, é lógico que poucas pessoas, se alguma, estão realmente prestando atenção a ela. No fundo, são as reações ansiosas, como rubor, congelamento ou pânico, que chamam a atenção dos outros, reforçando a crença de que todos os olhos se voltam para ela. O constante estado de alerta em relação à conversa dos outros, às expressões faciais e aos gestos deixam-na exausta, roubando a força física e emocional de que precisa para participar de alguma atividade em grupo. Todo esse desgaste pode levá-la a optar por deixar de interagir com os colegas com freqüência.

À medida que o convívio social de uma criança ou adolescente torna-se cada vez mais debilitado por causa da ansiedade, conseqüentemente essa criança ou adolescente também sofrerá de depressão. E, infelizmente, os sentimentos de tristeza, desamparo e baixa auto-estima que se originam da depressão facilitam ainda mais a solidão de seu filho, já que, possivelmente, muitas pessoas, a partir daí, irão evitá-lo.

A seguir, definiremos depressão e suas diversas facetas, e, depois, examinaremos a relação entre a ansiedade social, a esquiva ou fuga social e a depressão.

O que é depressão

Todos nós ficamos tristes em um ou em outro momento, talvez por causa do estresse familiar, conjugal ou relacionado ao trabalho. Esses sentimentos são normais, porém não nos impedem de viver nossas atividades cotidianas. As crianças e adolescentes também passam por sentimentos transitórios de infelicidade, em resposta a decepções do dia-a-dia, como receber uma nota baixa em um teste, deixar de ir a um evento esportivo ou perder um brinquedo. No entanto, uma criança pode ficar realmente deprimida? A resposta é sim, mas depende da maneira como definimos depressão. Existem três maneiras de crianças sofrerem de depressão: como um sintoma simples e temporário, como uma série de sintomas e como um distúrbio.

A maioria das crianças e adolescentes apresenta um único sintoma de depressão em determinado momento, geralmente sentimentos de tristeza ou infelicidade. Esse sintoma é, geralmente, temporário, e não é considerado parte de um problema maior.

Quando a depressão é manifestada como uma série de sintomas, geralmente, chamamos de "síndrome". Crianças e adolescentes podem apresentar tristeza, fadiga, falta de interesse em atividades e dificuldade para comer e dormir, como parte de uma síndrome depressiva. As síndromes depressivas são muito menos comuns que os sintomas depressivos isolados temporários e, geralmente, são desencadeadas por eventos estressantes, como a perda de um ente querido, divórcio dos pais ou rejeição crônica dos colegas.

A depressão, por fim, pode também ser vista como um distúrbio. Para que isso ocorra, as crianças e adolescentes devem apresentar pelo menos cinco sintomas todos os dias, por, pelo menos, duas semanas. Os sintomas característicos incluem tristeza, falta de interesse em quase todas as atividades, irritabilidade, fadiga, problemas de sono, perturbações no apetite, sentimentos de inutilidade, culpa e pensamentos de morte e suicídio (Associação Americana de Psiquiatria, 2000). Distúrbios depressivos interferem significativamente nas interações sociais, como na família e na escola e são raros em crianças em idade pré-escolar e escolar são raros (ocorrem em menos de 2% da população dessa faixa etária). Durante a adolescência, contudo, os distúrbios depressivos variam de 2% a 8%. Nas crianças e adolescentes com outros problemas, como ansiedade social ou distúrbios de aprendizado (Strauss e Last, 1993), os índices de depressão são, geralmente, mais altos.

Definir a depressão de uma pessoa como sintoma, síndrome ou distúrbio é uma tarefa relativamente simples. Reconhecer a depressão infantil, no entanto, é um desafio bem maior, parte por causa da maneira como geralmente pensamos na depressão. Por exemplo, é amplamente aceito que características comuns de depressão incluem:

- ❖ Sentimentos de tristeza ou infelicidade.
- ❖ Tendência a chorar.
- ❖ Falta de energia.
- ❖ Problemas com sono e/ou apetite.
- ❖ Desconforto físico.

Mas a depressão infantil apresenta múltiplas facetas e sua forma geralmente difere, dependendo da idade e do nível de desenvolvimento da criança.

As muitas facetas da depressão

A depressão infantil é, geralmente, expressa como irritabilidade ou mau humor. A irritabilidade é um dos muitos sintomas comuns, ocorrendo em aproximadamente 80% dos jovens que sofrem de algum distúrbio depressivo (Goodyer e Cooper, 1993). Outros sintomas comuns nas crianças incluem os comportamentos relacionados a seguir, que não devem ser associados à preguiça, falta de motivação ou à simples opção de ser uma criança difícil:

- Indiferença às solicitações dos pais.
- Controvérsia.
- Inflexibilidade.
- Baixa tolerância à frustração.
- Dificuldade de suportar atividades cotidianas.
- Dificuldade de resolver situações escolares ou familiares.

Além disso, a depressão geralmente expressa-se na forma de receio de separação, esquiva ou fuga social, ou recusa em ir à escola, no caso de crianças em idade pré-escolar. As dificuldades nas atividades escolares e com os colegas tornam-se cada vez mais comuns em crianças deprimidas em idade escolar. Desamparo ("Não consigo fazer nada direito"), culpa ("É tudo culpa minha") e afirmações negativas sobre si ("Tudo o que faço é uma droga") também começam a aparecer nesse período. À medida que esses sentimentos desenvolvem-se na adolescência, podem resultar num maior isolamento social, em baixa auto-estima e em pensamentos sobre morte e suicídio. Dadas as diversas formas de depressão, não é surpreendente que geralmente ignoremos ou interpretemos incorretamente esses sinais nos jovens. Por essa razão, é importante prestar atenção a quaisquer mudanças observadas no comportamento de seu filho.

Reconhecer as mudanças no comportamento de seu filho

Observar as mudanças de comportamento de seu filho que sugerem depressão nem sempre é uma tarefa fácil. Mas se, realmente, seu filho estiver com depressão, logo você identificará algo errado em suas atitudes. Repare se houve alteração de humor, de agradável ele passou agora a triste, irritado, ou chora com facilidade. Preste atenção ao nível de interesse dele pelas atividades sociais, se ele passa muito tempo no quarto. Talvez sinta dificuldades em dormir ou esteja dormindo demais.

Os exemplos acima são sinais relativamente claros de sintomas depressivos. Entretanto, é mais comum que as mudanças no comportamento de seu filho sejam mais sutis ou graduais. Observe quais foram as alterações de suas atitudes. Caso seu filho, criança ou adolescente, sempre tenha tido um bom rendimento escolar, mas de repente você percebeu que ele tem perdido o interesse pela escola, não faz mais tarefas, e suas notas notavelmente caíram, ou se o seu filho sempre foi tímido ou retraído e raramente liga para os amigos, mas só agora você se deu conta de que o telefone nunca toca e nem se lembra qual foi a última vez que ele esteve com os amigos. Seu filho sempre foi difícil para comer, mas agora quase nem toca na comida. Ou ele nunca foi um indivíduo com muita energia, mas recentemente tem reclamado de fadiga, e cochila constantemente durante o dia.

Ao tentar determinar se é preciso procurar ou não tratamento, avaliar essas mudanças sutis no comportamento pode ser complicado, uma vez que nenhum desses comportamentos pode ser passageiro, resposta para situações específicas de estresse ou até mesmo resultado de outras questões como ansiedade, distúrbio físico ou problemas de relacionamento. Por essa razão, é importante também observar a intensidade, duração e difusão dos sintomas depressivos. Por exemplo, se seu filho sempre foi mal-humorado, irritável e argumentativo, não é de se surpreender que reaja dessa maneira às suas exigências. Porém, ultimamente ele tem se recusado a participar até mesmo das atividades de que mais gosta. Além disso, você nota pela primeira vez que sua atitude negativa está afetando as amizades. Ou, se ele sempre foi sensível às sensações físicas em seu corpo, mas recentemente tem se sentido mal com muita freqüência, ou se recusado a ir à escola. Esses comportamentos indicam alguma anormalidade na criança e são, portanto, motivo de preocupação.

Algumas causas de depressão

Os sintomas depressivos de uma criança ou de um adolescente podem ser causados por uma grande variedade de fatores. Da mesma maneira que a ansiedade, a depressão pode ter origem familiar. Apesar de a hereditariedade desempenhar um papel importante, a depressão geralmente resulta de uma complexa interação de fatores biológicos, neuroquímicos, psicológicos e ambientais. Algumas pesquisas mostram que os sintomas depressivos geralmente vêm acompanhados de outros problemas, como os seguintes (Barnard, 2000):

- Questões familiares como divórcio, novo casamento ou problemas com os irmãos.
- Problemas médicos ou psicológicos em outros membros da família.
- Hospitalizações.
- Perda, mudança ou alterações relacionadas à escola.
- Desprezo e/ou rejeição de amigos.
- Ansiedade crônica.

Neste livro, os sintomas depressivos são analisados como uma conseqüência da ansiedade e/ou esquiva social. O que mais importa não é a causa exata da depressão, que geralmente não é clara, mas sua identificação correta e seu tratamento. De qualquer maneira, se você desconfia que seu filho esteja apresentando sintomas de depressão que interferem em seu bem-estar, entre imediatamente em contato com o pediatra da criança, com o orientador pedagógico ou com um profissional de saúde mental qualificado. No capítulo 6 discutiremos como tratar os sintomas depressivos de seu filho, e, no capítulo 9, nós o ajudaremos na decisão de procurar ou não ajuda profissional.

Quando a ansiedade social, a esquiva ou fuga e a depressão estão associadas

Seu filho, criança ou adolescente, pode ser retraído, não fazer esforço para iniciar ou participar de qualquer contato ou atividade social. Talvez passe grande parte do tempo em seu quarto, reclame de cansaço, fadiga e dores de cabeça, e tenha dificuldade de concentração. Tudo parece demais para ele, desde levantar de manhã até fazer a tarefa à noite. Ao ser solicitado a completar uma obrigação, delicadamente concorda, mas nunca completa. Recusa-se a ir à escola quando situações de avaliação de desempenho, como testes ou apresentações orais, são inevitáveis. Se não consegue evitar essas situações, reage com pânico, lágrimas ou acessos de raiva. Parece triste e indiferente, tornando-se cada vez mais retraído. E, ultimamente, sua atitude melancólica afeta também o humor de toda a família. Essas crianças ou adolescentes geralmente apresentam muitas das características de ansiedade e esquiva ou fuga social e depressão indicadas abaixo:

Ansiedade social
- ✧ Tímido.
- ✧ Introspectivo.
- ✧ Pânico diante de situações nas quais seu desempenho é avaliado.
- ✧ Medo de avaliação negativa.
- ✧ Esquiva ou fuga de determinadas ocasiões sociais, como escola, locais ou banheiros públicos, refeitórios ou restaurantes, e confrontos com colegas, família ou funcionários da escola.

Esquiva ou fuga social
- ✧ Poucos ou nenhum amigo.

- Envolvimento limitado nas atividades familiares.
- Não envolvimento em atividades sociais.
- Isolamento social.

Depressão
- Tristeza ou irritabilidade.
- Atitude melancólica.
- Fadiga.
- Desconfortos físicos.
- Dificuldade de concentração.
- Falta ou excesso de sono ou apetite.
- Auto-estima baixa ou negativa.

A história a seguir mostra um adolescente que sofre de ansiedade, esquiva ou fuga social e depressão.

A história de George

George é um garoto de 15 anos, calmo, obeso e sensível. Usa roupas largas para esconder o corpo pesado, e raramente conversa com colegas ou professores na escola. Ao ser confrontado por outras pessoas, fica vermelho com facilidade, olha para baixo ou cobre o rosto com as mãos. George geralmente mata as aulas de educação física, e nunca usa o banheiro da escola. Fica isolado, e, freqüentemente, é visto perambulando sem rumo pelos corredores. Nos dias de prova ou de apresentação em grupo, George se recusa a ir à escola.

Seus pais, Beatriz e Henrique, reconhecem que George sempre foi tímido e um pouco solitário. Mas estão preocupados pelo fato de que agora George está tirando longas sonecas assim que chega em casa da escola, e geralmente ainda está dormindo quando eles chegam em casa do trabalho, perto da hora do jantar. Apesar de George ter amigos, não parece interessado em procurar contato social. E, ultimamente, George tem se recusado a participar das atividades da família também. Reclama de dores de cabeça, náusea e fadiga, parece triste e indiferente, e passa todo o tempo livre no quarto.

Os custos da esquiva ou fuga social

O relacionamento com os colegas é parte importante do desenvolvimento social e emocional. As crianças aprendem habilidades específicas a partir da interação com os colegas. Fugir de determinadas situações com colegas pode limitar as oportunidades de desenvolvimento das habilidades sociais. As crianças podem, então, apresentar dificuldade de adaptação, e ficam mais propensas a se sentir envergonhadas. Esquiva social persistente e ampla pode dificultar o desenvolvimento de amizades e estimular a solidão e a baixa auto-estima. Por isso, é muito importante quebrar o ciclo de fuga social, antes que seu filho seja levado ao isolamento ou à depressão..

Para atender às necessidades específicas de seu filho, dispense agora alguns minutos para completar nossa lista de final do capítulo. Suas respostas o ajudarão a personalizar nosso programa (veja os capítulos 5 e 6).

A esquiva ou fuga social do meu filho

1. A principal característica da esquiva ou fuga social do meu filho inclui:
   ( ) Preferência por estar sempre sozinho.
   ( ) Resistência em participar de eventos sociais.
   ( ) Recusa em estar com estranhos.

2. Atualmente, a esquiva social do meu filho é sustentada por:
( ) Ansiedade social.
( ) Medo da reprovação social.
( ) Sintomas depressivos.

3. A esquiva social do meu filho atrapalha:
( ) O rendimento escolar.
( ) As atividades sociais.
( ) O bem-estar da família.
( ) O relacionamento com os colegas.

Resumo

Neste capítulo, discutimos as principais formas de esquiva ou fuga social, e sua relação com a ansiedade social e a depressão. Todas as crianças de nossas histórias reais escolheram retrair-se dos colegas e/ou da família porque 1) preferiram ficar sozinhos, 2) o isolamento era mais fácil que interagir com outras pessoas ou 3) lidar com situações sociais era simplesmente muito difícil por causa do sentimento de extrema ansiedade e depressão. No capítulo 3, apresentaremos mais três histórias reais que mencionaremos ao longo do livro para ilustrar como ajudar seu filho. Essas crianças também sofrem de diversos graus de ansiedade social, esquiva e/ou sintomas depressivos. O mais importante, contudo, é que essas crianças, por causa de outros problemas, tornaram-se socialmente vulneráveis, o que significa que apresentam maior risco de serem menosprezadas ou rejeitadas por seus colegas. Ajudaremos você a compreender as razões que estão por trás da vulnerabilidade social de seu filho, criança ou adolescente.

3

Quando seu filho é socialmente vulnerável

Porque Ivan mente tanto? Ele sabe que as outras crianças não toleram isso.

HEITOR

Talita fica assistindo à TV durante horas, mas pára a cada cinco minutos quando está fazendo sua lição de casa. Ela pode ser muito manipuladora.

FLÁVIA

> **OBJETIVOS DO CAPÍTULO**
>
> Neste capítulo, você aprenderá a:
> - Identificar os principais tipos de vulnerabilidade social nas crianças.
> - Compreender algumas das razões que levam as crianças a se tornarem socialmente vulneráveis.
> - Reconhecer as características específicas da vulnerabilidade social de seu filho.

A importância da amizade

Amizades, especialmente os relacionamentos iniciais feitos na fase escolar, têm um impacto que dura até nossa vida adulta. Não é de se surpreender que muitos de nós ainda mantenhamos laços estreitos com os nossos amigos de infância. Um grupo de amigos dá à criança companhia, suporte emocional e físico, referência so-

50 TIMIDEZ – Como ajudar seu filho a superar problemas de convívio social

cial e, o mais importante, auto-estima. A necessidade de se sentir valorizado, aceito e parte de um grupo é universal e começa no início da vida (Hartup, 1992). Talvez por isso a qualidade dos relacionamentos infantis seja um dos principais indicadores de sucesso futuro (ou inexistência de problemas) na vida (Asher e Parker).

Observe como você se sente no final do dia quando os fatores estressantes da vida simplesmente não lhe dão sossego. Como consegue enfrentar os desafios do dia-a-dia, por exemplo, quando as pessoas da família não são tão compreensíveis ou não estão disponíveis? Você procura os amigos. Agora imagine como seria sua vida se você não tivesse ninguém, se não pertencesse a nenhum grupo social, e se todo mundo evitasse a sua companhia. Bem-vindo ao mundo da criança socialmente vulnerável.

Como a criança se torna socialmente vulnerável

As crianças podem distanciar-se de relacionamentos e atividades sociais por muitas razões, inclusive ansiedade, medo de se sentir constrangidas, ou em razão de um histórico de interações negativas. Seja qual for a razão, quando a ansiedade social ou a esquiva leva a um relacionamento ruim com os colegas, geralmente existem outros problemas envolvidos. Por exemplo, algumas crianças podem ser muito agressivas, impulsivas ou hiperativas. Outras podem não ser socialmente espertas, podem não ter habilidades sociais ou podem chorar com facilidade. No final, essas crianças tornam-se socialmente vulneráveis, o que significa que podem ser ignoradas, excluídas ou, o que é pior, rejeitadas pelos colegas. E não é culpa delas. Por que uma criança afasta intencionalmente outras ou faz coisas que comprometem a sua habilidade de se encaixar? A maioria dessas crianças não apenas desconhece como seu compor-

Quando seu filho é socialmente vulnerável 51

tamento afasta os colegas, como também tem grande dificuldade de compreender porque não é aceita.

Nosso propósito aqui é ajudar você a compreender as razões pelas quais seu filho pode ter se tornado socialmente vulnerável. Nos capítulos 7 e 8, mostraremos algumas estratégias eficazes para facilitar que seu filho tenha confiança e competência social. Vamos, primeiramente, analisar os diferentes tipos de vulnerabilidade social.

Sociabilização sem impedimentos

Vimos que a maioria das crianças de nossas histórias reais, que apresentam ansiedade social branda a moderada, possui amigos que gostam delas. A história de Rafael não é exceção. Ele certamente não sofre de ansiedade social; isso significa que sua vida social deveria ser bem melhor. Por que, então, ele optou por retrair-se diante de situações sociais na escola e com a família? Vamos analisar novamente Rafael e seus pais, Elaine e Leonardo, para tentar compreender seu comportamento.

De acordo com Elaine, Rafael é muito sério e "leva tudo para o lado pessoal". Parece não compreender a diferença entre provocação por brincadeira e por maldade. Além disso, pedir que ele faça alguma coisa, como a lição de casa ou escovar os dentes, invariavelmente resulta em briga. Se Elaine ou Leonardo ficam bravos com Rafael, ele diz: "Vocês me odeiam". Leonardo diz que Rafael tem pouca tolerância às idiossincrasias dos outros, e parece sempre irritado.

Os professores de Rafael dizem que ele freqüentemente fica sozinho e raras vezes junta-se aos colegas de classe. Eles se preocupam com sua postura de "sabe-tudo" e com a dificuldade de reconhecer os próprios erros, aceitar críticas e assumir responsabilidade. Por exemplo, se outra criança o provoca verbalmente, e Rafael revida com raiva, geralmente diz: "Eu não fiz nada de errado", e parece incapaz de assumir sua parcela de culpa na discussão.

Elaine comenta que Rafael é egocêntrico. Se, por exemplo, ela fala ao telefone e prepara o jantar ao mesmo tempo, Rafael irrita-se se ela não largar tudo imediatamente para ajudá-lo com a tarefa. E, quando ela tenta explicar por que ele precisa esperar, ele diz que ela é "má". Elaine tenta pressionar Rafael a se envolver em atividades, mas quanto mais ela tenta, mais retraído ele se torna. Ultimamente, Rafael tem reclamado o tempo todo de dores e cansaço. Elaine e Leonardo não agüentam mais esses conflitos constantes e não sabem como ajudar o filho.

Por que isso está acontecendo?

Imagine-se dirigindo no seu país e chegando a um lugar sem placas de sinalização. Vamos também supor que você não tenha mapas disponíveis e, logicamente, que seu carro não tenha GPS. O que você faz? Continua dirigindo. Desesperadamente, procura por qualquer dica ou ponto de referência que possa dar a você algum senso de direção. Eventualmente, se você é como a maioria, desiste, sai da estrada e procura ajuda, mas não sem antes sentir-se frustrado, em pânico ou completamente exausto.

Se seu filho é como Rafael, os contatos sociais dele acontecem sem nenhuma sinalização, sem os sinais sociais sutis que nos ajudam a avaliar o sucesso de nossas interações com as pessoas. Observar esses sinais nos permite compreender e interpretar a linguagem corporal das outras pessoas. Ser capaz de compreender a linguagem corporal é extremamente importante, já que 60% da comunicação são não-verbais (Nowicki; Duke, 1992).

Expressões faciais, contato visual e tom de voz de uma pessoa são exemplos de sinais sociais que ajudam a orientar nossas interações. Imagine-se conversando com um velho amigo ou colega, cuja voz monótona e expressões faciais apagadas nunca mudam em resposta à sua risada, sarcasmo ou seriedade. Você tem muita dificuldade para tentar descobrir que tipo de impressão está causando. Na realidade, você pode até ir longe demais com suas expressões e tom de voz, esforçando-se para gerar algum tipo de resposta. No final, contudo, seus esforços bem-intencionados podem até piorar as coisas e deixar seu amigo irritado.

Algumas crianças, por causa de sua capacidade limitada de captar os sinais não-verbais, podem interpretar incorretamente as situações sociais, levando a reações negativas de seus colegas. Rafael, que tem muita dificuldade de compreender o sarcasmo, chegou um dia em casa muito agitado e feliz depois da escola. Disse à Elaine que havia sido escolhido por último para jogar queimada, mas que o último jogador é sempre o "melhor", de acordo com seus colegas. Ele não tinha percebido o risinho no rosto dos colegas, nem o revirar de olhos. Para compreender o sarcasmo é necessário ter capacidade de ler a linguagem corporal do outro, mas também ter capacidade de interpretar o significado das palavras pronunciadas em um contexto específico.

Algumas crianças, como Rafael, interpretam a linguagem de maneira bastante literal. Por exemplo, um dia, quando ele estava reclamando muito, Elaine disse: "Filho, pare, por favor. Você está me levando à loucura". Rafael ficou furioso, gritando repetidamente. "Ela me chamou de louco! A mamãe acha que eu sou louco". Em outro exemplo, Leonardo relata outra conversa com Rafael:

> *Leonardo*: Rafael, quando chegarmos à locadora, você pode escolher um DVD. (Rafael concorda com a cabeça. No balcão da locadora, Rafael coloca um DVD, duas fitas de *videogame* e uma barra grande de chocolate.)
>
> *Leonardo*: Eu disse que você poderia escolher um DVD...

Rafael: Eu escolhi.

Leonardo: Você não pode levar nenhuma fita de *videogame* e nem chocolate.

Rafael: Você é mau. Você me odeia!

Leonardo: Chega. Vamos embora!

É fácil compreender por que Leonardo fica bravo numa situação como essa. Ele acha Rafael mimado, manipulador e ingrato. Entretanto, o que acontece é que Rafael, na verdade, sente-se enganado. Sua dificuldade de compreender o significado da linguagem impede que ele veja a perspectiva do pai, e também impede que ele perceba que precisa expressar verbalmente seu desejo pelo chocolate e pelas fitas de *videogame*. Por causa de sua dificuldade de aceitar o ponto de vista dos outros, crianças como Rafael geralmente acusam os outros de mentirosos.

Em um domingo à tarde, Leonardo perguntou se Rafael gostaria de ir com ele à biblioteca. Quando estavam para sair, seu amigo e vizinho apareceu para brincar. Três horas mais tarde, já era hora de jantar, mas Rafael estava insistindo que Leonardo o levasse à biblioteca. Leonardo tentou explicar que a biblioteca estava fechada àquela hora e que Rafael tinha escolhido brincar com o vizinho. Rafael, contudo, chamou seu pai de mentiroso, insistindo que Leonardo prometera levá-lo, e depois deu início a um acesso de raiva.

Então, o que está acontecendo? Se seu filho é como Rafael, pode ser que ele esteja enfrentando problemas de aprendizagem pragmática (Lavoie, 2005). *Aprendizagem pragmática é* um termo que se refere à habilidade de compreender e usar a linguagem e de lidar com a comunicação verbal e não-verbal. As crianças com problemas de aprendizagem pragmática geralmente têm dificuldade de compreender e interpretar nas pessoas qualquer um dos itens abaixo:

Quando seu filho é socialmente vulnerável

- Humor.
- Sarcasmo.
- Linguagem corporal.
- Expressões faciais.
- Temperamento.
- Gestos.
- Intenção.

Crianças com problemas de aprendizagem pragmática podem parecer egocêntricas; por exemplo, podem ser incapazes de ver a perspectiva da outra pessoa. Além disso, uma criança como Rafael é, freqüentemente, muito sensível a críticas, tende a apresentar uma atitude negativa, e tem dificuldade de se responsabilizar por suas ações e comportamentos.

Algumas vezes, pais e professores acham difícil acreditar que uma criança tenha problemas de aprendizado quando está claro que é inteligente e tem um bom rendimento escolar. Mas os desafios de aprendizado nem sempre se refletem no desenvolvimento da criança na escola. Pode ser que seu filho apresente boas notas, mas, mesmo assim, tenha dificuldade em um ou mais itens abaixo:

- Letra cursiva e/ou de fôrma.
- Compreensão de leitura (personagens, enredo ou cenário).
- Matérias abstratas (matemática, ciências ou redação).
- Retenção de informações (informações complexas ou fatos básicos).
- Tarefas visual-espaciais (amarrar sapato, copiar da lousa ou andar em linha reta sem esbarrar nas pessoas).

À medida que as atividades escolares se tornam mais complexas, geralmente por volta do 5º ano ou 6º ano, seu filho pode, repentinamente, apresentar dificuldades em áreas que antes eram fáceis para ele, como matemática, ciências e português. Como resultado, é possível que ele receba uma nota baixa pela primeira vez. Você pode achar que essa nota seja resultado da falta de empenho. Entretanto, ele continua a ter dificuldade para escrever, amarrar os sapatos e recordar fatos básicos, como os meses do ano. Esses sinais podem indicar algum problema de aprendizado não detectado.

Uma criança com problemas de aprendizagem pragmática pode também ter dificuldade de usar uma informação recebida em um contexto e aplicá-la em outro. Por exemplo, ela pode aprender um conceito na aula de matemática, mas ser incapaz de aplicar um conceito semelhante na aula de ciências. Da mesma maneira, uma criança pode resolver um problema de matemática com facilidade, mas quando lhe é apresentado outro parecido, pode ter dificuldade, recusar-se a tentar ou ter um acesso de raiva. Tal comportamento, geralmente, é visto como teimosia ou preguiça. Entretanto, a criança pode simplesmente estar muito cansada por causa do esforço contínuo para lidar com seus desafios de aprendizado.

Nosso foco aqui, no entanto, não são deficiências específicas de aprendizado em matemática, ortografia ou leitura. É, principalmente, sobre como estar "ligado" de maneira diferente pode afetar a capacidade de uma criança de perceber, processar e interpretar situações sociais.

Se seu filho é como Rafael, você pode ter notado que ele se sai melhor ao interagir com apenas uma criança de cada vez, preferencialmente uma criança reservada que deixe que ele mantenha o controle. Quando duas ou mais crianças estão envolvidas, ele pode rapidamente ficar confuso, sentir-se muito frustrado e, no final, retrair-se da interação. Isso acontece porque é extremamente difícil para ele acompanhar e compreender simultaneamente as diversas conversações e sinais sociais. Por essa razão, seu filho sente-se mais em perigo em situações sociais ambíguas e desestruturadas como o

Quando seu filho é socialmente vulnerável

recreio, a aula de educação física, o almoço e ao chegar ou sair das instalações da escola.

Se seu filho, criança ou adolescente, apresenta problemas de aprendizagem pragmática, pode se tornar socialmente vulnerável por causa dos seguintes comportamentos:

- ❖ Frustrar-se com facilidade.
- ❖ Insistir em fazer as coisas do próprio jeito.
- ❖ Acusar os outros de mentir.
- ❖ Ser possessivo em relação aos objetos pessoais.
- ❖ Ter uma postura retraída, mal-humorada ou irritável.
- ❖ Ser muito ansioso ou controlador.
- ❖ Ter dificuldade de comunicar o que deseja ou necessita.
- ❖ Ter dificuldade de compreender regras em situações desestruturadas.
- ❖ Ter medo de arriscar.
- ❖ Recusar-se a praticar esportes ou outras atividades recreativas em grupo.

Problemas de aprendizagem pragmática podem ser diagnosticados por psicólogos, fonoaudiólogos e/ou neurologistas. Os dados são, geralmente, coletados de diversas fontes, inclusive a criança, os pais e relatórios de professores, bem como por testes especializados. Se você acha que seu filho está com dificuldades de aprendizagem pragmática, consulte um psicólogo, fonoaudiólogo, neurologista ou outros profissionais de saúde mental.

Rafael sabe que ele não se adapta bem, mas não compreende a razão; então, simplesmente, afasta-se dos colegas. Algumas crianças, contudo, acreditam que realmente se adaptam e que devem ser populares entre os colegas. Apesar disso, continuam a fazer coisas que afastam os amigos, como, por exemplo, falar muito alto, ser impulsivo ou tolo. Ao contrário de Rafael, que se retrai para se proteger, essas crianças continuam a se expor e são ativamente rejeitadas.

Violando as leis de trânsito

No trânsito, se dirigimos muito depressa ou deixamos de parar em um cruzamento sinalizado, podemos ser multados. Em situações sociais, as crianças que estão "sempre em movimento", que são inquietas ou que não conseguem conter seus atos podem ser vistas pelos colegas como inoportunas, impositivas ou inadequadas. Uma criança como essa pode rapidamente ganhar uma reputação negativa e, assim, ficar isolada, ou ser expulsa e punida pelo grupo. Os membros da família podem também achar difícil tolerar o constante bombardeio de comportamentos contestadores. Vamos conhecer Ivan e seus pais, Heitor e Renata:

A história de Ivan

Ivan é um garoto de 10 anos, simpático, afetuoso e sociável. Adora praticar esportes e brincar ao ar livre. A mãe, Renata, comenta que Ivan é barulhento e tem muita energia. Ivan também fica frustrado com facilidade e tem acessos de raiva com freqüência, e geralmente diz coisas como: "Odeio você", especialmente quando os pais estabelecem limites. Quinze minutos depois, contudo, ele é só sorrisos, como se nada houvesse acontecido. Mesmo assim, Renata e Heitor geralmente se ressentem de seus comportamentos inadequados.

Heitor também está preocupado por Ivan ficar constantemente inquieto, sapateando e girando. Ele se pergunta por que Ivan dança, pula e bate os pés em vez de simplesmente andar ou subir as escadas dentro de casa, como todo mundo. Além disso, Ivan geralmente lê de cabeça para baixo e não pára com os pés debaixo da mesa durante as refeições. Como se não bastasse, ele também dá trabalho para comer, "fica fora de si"

Quando seu filho é socialmente vulnerável

quando ouve um barulho muito alto, e não consegue permanecer em locais muito iluminados. Os carinhos de Ivan são muito brutos. Por exemplo, se Heitor está lendo o jornal no sofá, de repente ele se atira sobre Heitor. Ivan é também muito bruto com o irmão de 4 anos, David, e não tira as mãos de cima dele. Por isso, tanto Renata quando Heitor têm medo de deixar Ivan sozinho em um cômodo com o irmão mais novo.

Na escola, a professora preocupa-se com o fato de Ivan querer sempre chamar atenção. Durante as aulas, Ivan, com freqüência, responde impulsivamente, interrompe, esconde-se debaixo da carteira, recusa-se a tentar fazer algo e fecha-se quando comete um erro. Com freqüência, fica furioso e xinga-se de idiota ou diz que se odeia. Apesar de ser muito inteligente, geralmente faz os trabalhos com pressa e comete erros por descuido. Nos trabalhos em grupo, Ivan normalmente não tem parceiros. Quando a professora determina um aluno para trabalhar com ele, esse aluno sempre reclama.

Ivan relata que é freqüentemente agredido, diz que os outros garotos estão sempre tentando colocá-lo em apuros, como, por exemplo, colocando coisas debaixo da carteira dele para depois acusá-lo de tê-las roubado. Se Ivan conta à professora, os outros garotos o chamam de fofoqueiro ou se juntam para dizer que ele está mentindo. Durante o almoço, é forçado a se sentar sozinho, e as outras crianças jogam lixo na bandeja dele; no recreio, os colegas recusam-se a deixá-lo jogar. No ônibus, os outros garotos o empurram, xingam-no de "idiota", de "retardado", e atiram elásticos nele. Ivan também diz que os garotos de sua rua têm medo de serem vistos com ele; brincam juntos na vizinhança, mas não na escola.

Renata e Heitor não sabem o que fazer. Estão muito tristes porque Ivan está sofrendo muito. Mas não sabem ao certo em que acreditar, pois Ivan muitas vezes "mente, inventa coisas ou repetidamente muda sua versão da história". Não é de grande ajuda a professora dizer que Ivan é apenas imaturo e que precisa aprender um pouco de autocontrole, nem a orientadora dizer que "meninos são sempre meninos".

Por que isso está acontecendo?

Se seu filho é como Ivan, ele pode apresentar alguns comportamentos hiperativos e impulsivos. Comportamentos hiperativos abrangem inquietação, falar incessantemente, sapatear, girar ou rodar, e ter dificuldade de brincar calmamente. Comportamentos impulsivos incluem interromper ou falar impulsivamente, ter dificuldade de esperar, fazer a tarefa com pressa, e não conseguir manter as mãos paradas.

Uma criança com o perfil comportamental de Ivan pode ser diagnosticada com transtorno de déficit de atenção e hiperatividade (TDA/H). Uma criança com TDAH pode apresentar, principalmente, desatenção, comportamentos hiperativos e impulsivos, ou ambos. No caso de Ivan, os comportamentos hiperativos e impulsivos estavam atrapalhando as aulas e afastando os amigos. Contudo, o fato de uma criança apresentar alguns sintomas de hiperatividade e impulsividade não significa que tenha TDAH. Muitos outros problemas ou doenças podem se parecer com TDAH. Por exemplo, você sabia que crianças com problemas de integração sensorial geralmente parecem ser hiperativas e/ou impulsivas?

Crianças com problemas de integração sensorial têm muita dificuldade de captar e processar informações sensoriais. Por isso, podem ser muito ou pouco sensíveis em relação aos estímulos sensoriais (Biel e Peske, 2005). Vamos examinar mais detalhadamente os comportamentos de Ivan para observar quais deles podem ser explicados de acordo com os problemas de processamento sensorial. Por exemplo, qual a razão dos constantes movimentos inquietos de Ivan?

Os movimentos constantes de Ivan podem ter sua origem no processamento ineficiente das informações sensoriais de seu corpo. Conseqüentemente, ele precisa de estímulos constantes, o que é atendido, provavelmente, pelos movimentos corporais e por seu

Quando seu filho é socialmente vulnerável 61

comportamento "irritante" (por exemplo, fazendo barulho, agindo de maneira tola e tocando as pessoas). Outros comportamentos que sugerem problemas de processamento sensorial incluem o fato de Ivan dar trabalho para comer (paladar), a forte necessidade de afeto (tato), e muita sensibilidade à luz forte e ao ruído (visão e audição). Se seu filho tem dificuldade de processamento sensorial, pode ser que tenha outros problemas sensoriais, como sensibilidade às etiquetas e costuras das roupas.

Uma criança com problemas de processamento sensorial não é simplesmente "difícil". Ao contrário, ela faz o possível para compreender as diversas experiências sensoriais confusas de seu mundo. Por causa da maneira como seu sistema nervoso central está conectado, pode não saber como reagir aos estímulos sensoriais específicos. Por exemplo, Ivan esquece-se de usar uma "voz interna". Por que ele esquece? Ele é manipulador? Isso provavelmente acontece porque seu processamento sensorial é ineficiente, e Ivan não consegue avaliar nem regular seu tom de voz. Para ele, sua voz parece normal. Não consegue entender por que a mãe está sempre chamando sua atenção para isso. Outro exemplo da dificuldade de Ivan em relação a determinados estímulos é que não consegue ver a diferença entre um esbarrão acidental e uma agressão intencional. De acordo com testemunhas na escola e em casa, os esbarrões são geralmente acidentais. Todavia, ele acha que são sempre intencionais, reage como se tivesse se machucado muito, e geralmente revida com raiva. Isso porque, para ele, a sensação do toque é muito mais forte do que para a média das crianças. Compreender e reagir aos estímulos sensoriais é, simplesmente, muito difícil para Ivan. Se você acha que seu filho apresenta problemas importantes de integração sensorial, pense na possibilidade de consultar um bom terapeuta ocupacional.

Ivan também apresenta alguns comportamentos impulsivos que podem ser explicados, em parte, pelos problemas de processamento sensorial, ansiedade ou temperamento forte, mas são mais caracteristicamente associados a sintomas de TDAH. Isso inclui sua tendência de interromper, falar impulsivamente e fazer a tarefa com pressa. Se os sintomas de impulsividade de Ivan são causados pelo TDAH, provavelmente isso significa que, em seu cérebro, as partes responsáveis por inibição e autocontrole não estão adequadamente ativadas (Barkley, 2005). Isso quer dizer que ele apresenta capacidade limitada para interromper os comportamentos inadequados (TDAH pode ser diagnosticada por psicólogos, psiquiatras e/ou neurologistas, a partir de avaliações amplas que incluem informações sobre a criança, sobre os pais, e relatórios dos professores, bem como testes formais). Seja qual for a causa, crianças que apresentam problemas de integração sensorial ou comportamentos hiperativos e/ou impulsivos podem parecer imaturas (emocional e socialmente), solicitativas (precisam de atenção ou supervisão), difíceis (precisam fazer as coisas à sua maneira), preguiçosas ou desmotivadas (fazem a tarefa com pressa), manipuladoras (mentem, continuam a fazer coisas proibidas) ou hipocondríacas (choram com facilidade, reclamam de doença com freqüência).

Mentir e inventar histórias é outro comportamento de Ivan, que afasta os colegas e confunde os adultos à sua volta. Ele quer desesperadamente pertencer ao grupo; então, por que continua a dizer o que não é verdade? O fato de Ivan inventar histórias é produto da sua impulsividade; ele expressa qualquer pensamento ou idéia que lhe venha à cabeça. Muitos de nós, ocasionalmente, temos pensamentos e idéias absurdas, mas também temos a capacidade de refletir e de usar o bom senso ao decidirmos alterar os fatos, especialmente quando não queremos machucar os sentimentos dos outros. Ivan não tem essa capacidade.

Ivan também gostaria desesperadamente que as coisas fossem de uma determinada maneira e, pelo fato de ter dificuldade de esperar, ou por não conseguir fazer com que essas coisas aconteçam,

Quando seu filho é socialmente vulnerável

pode rapidamente começar a acreditar que seus desejos se realizaram. Por exemplo, recentemente alguns garotos da escola estavam comentando como é legal ter uma arma. Ivan interrompeu, dizendo que seu pai fabricava armas. Logicamente, isso era uma mentira, pois Heitor é contador. Mas Ivan continuou a falar sobre o negócio de armas do pai. Queria tanto ser aceito pelo grupo que, naquele momento, de fato acreditava que fosse verdade. Ao ser questionado por um adulto alguns minutos depois, Ivan lembrou-se de ter dito que o pai fabricava armas, mas não sabia por que havia dito aquilo. Em outras situações semelhantes, nem mesmo se lembrava de ter dito (e, portanto, de novo dava a impressão de estar mentindo).

Como você vê, pode ser difícil para os pais, e até mesmo para a criança, distinguir entre uma mentira manipuladora, intencional, e o tipo de invenção impulsiva que vemos em Ivan. Como é possível diferenciar? Se seu filho é como Ivan, depois ele se sente culpado e com remorso. Não é uma coisa de que goste ou queira fazer; simplesmente faz.

Por enquanto, contudo, você pode ajudar seu filho, em primeiro lugar, identificando os comportamentos que o deixam socialmente vulnerável. Crianças que apresentam problemas de integração sensorial e/ou comportamentos hiperativos ou impulsivos podem se tornar socialmente vulneráveis ao:

- ✧ Violar o espaço individual de outras pessoas (não conseguem manter as mãos paradas).
- ✧ Interromper ou falar impulsivamente (não conseguem esperar).
- ✧ Agir de maneira tola.
- ✧ Apresentar comportamentos "estranhos" (fazer barulho, arrotar, enfiar o dedo no nariz).

64 TIMIDEZ – Como ajudar seu filho a superar problemas de convívio social

- Mentir ou inventar histórias.
- Chorar ou frustrar-se com facilidade.
- Querer ser o "centro das atenções".
- Agir de maneira muito irritante ou ruidosa.
- Ser muito peculiar com relação a alimentos e vestuário.
- Assustar-se com estímulos altos ou luminosos, como simulação de incêndio e luzes fortes.
- Cair ou bater nas coisas com freqüência.

Agora, vamos discutir o terceiro tipo de vulnerabilidade social. Dessa vez, não há relação com falta de percepção dos sinais sociais ou com hiperatividade e impulsividade. Diferentemente, é sobre uma aparente incapacidade de se concentrar, prestar atenção e ser organizado.

Sociabilizado mas distraído

Imagine muitas horas de preparação antes de uma viagem de férias com a família. Você fez listas, arrumou as malas com cuidado, e verificou se estava tudo em ordem. Surpreendentemente, está adiantado e pronto para partir. Mas, onde estão as chaves do carro? Sabemos como esse tipo de situação pode ser frustrante, especialmente depois de todo um planejamento e muita expectativa. E se você não tivesse uma lista, acabasse distraindo-se com o telefonema de um amigo, e até mesmo esquecesse que sairia de férias naquele dia? O que o seu cônjuge ou parceiro diria?

A situação acima ilustra a vida cotidiana de crianças com problemas de atenção. Essas crianças distraem-se com facilidade, são esquecidas e sempre perdem as coisas, e raramente prestam atenção a detalhes relevantes. Por conseqüência, as interações com a

Quando seu filho é socialmente vulnerável

família, colegas e funcionários da escola podem se tornar bastante tensas. Vamos conhecer Talita e seus pais, Flávia e Silas.

A história de Talita

Talita é uma menina de 9 anos, calma, sensível e ágil. Atleta talentosa, faz parte dos times de handebol, basquete e ginástica, e não pensa em mais nada além disso. A mãe, Flávia, gostaria que Talita tivesse pelo menos a metade desse empenho nos trabalhos da escola. Ela tem muita dificuldade em se concentrar nos trabalhos escolares, e é muito desorganizada. Talita geralmente esquece-se de levar os livros para estudar em casa, perde as tarefas e esquece as datas dos testes. É uma luta fazer com que execute as tarefas e as obrigações de maneira independente.

Quando Talita finalmente senta-se para fazer a lição de casa, pára a cada cinco minutos; no entanto, assiste à televisão ou joga video-game durante horas sem interrupção. Ela se concentra tanto nas atividades de que gosta que geralmente nem ouve ao ser chamada. Flávia, às vezes, acha que a filha tem alguma deficiência auditiva; no entanto, ela ouve bem em outras ocasiões, como, por exemplo, quando os pais estão em outro cômodo discutindo assuntos particulares que não lhe dizem respeito. Flávia não pode deixar de achar que o comportamento da filha é manipulador.

A professora de Talita descreve-a como uma aluna muito inteligente e capaz, mas se preocupa porque a garota não valoriza o próprio trabalho. Por exemplo, Talita comete erros por descuido, procura maneiras de facilitar as coisas, e freqüentemente deixa o trabalho incompleto. Além disso, tem dificuldade de encontrar o material necessário para cada matéria, em parte porque sua mesa é uma bagunça total.

Durante as aulas, Talita distrai-se com facilidade, especialmente quando os colegas fazem barulho ou bagunça. Geralmente irrita-se e responde com cara feia. A professora diz que Talita precisa "ouvir melhor" quando são dadas instruções em classe, algumas vezes precisa ouvir as instruções três ou quatro vezes antes de compreender qual é a tarefa. Também se esquece de anotar as tarefas no caderno, que está cheio de rabiscos criativos. Talita geralmente parece confusa, sente-se frustrada e abaixa a cabeça, mas, mesmo assim, recusa-se a pedir auxílio.

O pai de Talita, Silas, que é treinador de handebol, preocupa-se porque a filha começou a perder o interesse pelos esportes e afastou-se dos amigos. Ele diz que não consegue ajudar a filha, e percebeu que ela não joga mais "com a alma". Ela costumava acompanhar cuidadosamente o progresso dos colegas de equipe, mas agora, com freqüência, parece não ter interesse em acompanhar o jogo e dedicar-se durante as partidas.

Talita parece encontrar dificuldade em se encaixar no grupo de colegas. Ou fica atrás das outras meninas ou afasta-se rapidamente das interações. Quando os pais indagam sobre sua dificuldade quanto às interações sociais, Talita diz que não sabe o que dizer para as outras crianças. Silas está preocupado pelo fato de a filha estar cada vez mais retraída e parecer cansada o tempo todo. Ele acha que, além da timidez e da personalidade fechada da filha, há alguma outra coisa em relação a sua esquiva social.

Por que isso está acontecendo?

Se o seu filho é como Talita, os problemas de atenção são os mais preocupantes. Veja, a seguir, quais são os comportamentos que indicam esse tipo de dificuldade:

- ✧ Esquecimento.
- ✧ Perda de objetos.
- ✧ Interrupções freqüentes durante o estudo.
- ✧ Erros por descuido.
- ✧ Falta de atenção a detalhes.
- ✧ Tarefas incompletas.

Quando seu filho é socialmente vulnerável

- ❖ Busca por alternativas mais fáceis.
- ❖ Desorganização (mesa, mochila, quarto).
- ❖ Distração.
- ❖ Dificuldade de seguir instruções.
- ❖ Dificuldade de ouvir.

Uma criança com sintomas freqüentes de desatenção, que interferem nas atividades sociais, escolares ou familiares, pode ser diagnosticada por um psicólogo, psiquiatra e/ou neurologista, como distúrbio do déficit de atenção (DDA), um subtipo do transtorno de déficit de atenção/hiperatividade, após avaliações abrangentes que incluem a criança, os pais e relatórios de professores. Contudo, os pais geralmente têm dificuldade de aceitar que o filho realmente tem DDA. Afinal de contas, como é possível que Talita concentre-se tanto quando está jogando *videogame*, mas seja incapaz de se concentrar por mais de cinco ou dez minutos quando está estudando? Crianças com DDA podem prestar atenção, principalmente se a tarefa que têm em mãos for estimulante. Na realidade, pesquisas mostram que crianças com DDA não são mais distraídas que crianças que não apresentam o distúrbio durante atividades como assistir televisão ou jogar *videogame* (Barkley, 2005). A desatenção é visível, contudo, durante tarefas desinteressantes ou entediantes, como a lição de casa da escola. Assim, crianças com DDA têm dificuldade de manter a atenção durante atividades que consideram menos estimulantes.

Portanto, não é que Talita seja manipuladora, preguiçosa, desmotivada ou irresponsável. Ao contrário, ela apresenta um padrão de desatenção que afeta muitas áreas da sua vida, inclusive a noção de tempo. Crianças com DDA vivem aqui e agora. Para Talita, perceber o que são cinco minutos é tão difícil quanto perceber o que são cinco horas. Conseqüentemente, quando Flávia diz a Talita que o jantar será servido em cinco minutos, é muito pouco provável que Talita interrompa imediatamente a atividade na qual está envolvida e desça para o jantar. Em vez disso, provavelmente ouve a instrução, mas realmente não assimila, nem reage.

Por causa da falta de noção de tempo, Talita também tem dificuldade de aceitar uma resposta negativa para suas solicitações. Muitas vezes, quando os pais dizem não, simplesmente querem dizer não agora, talvez amanhã. Mas crianças como Talita vivem inteiramente o momento e, portanto, não conseguem visualizar nada sobre o amanhã. Para eles, "não" significa "nunca". Compreensivelmente, Talita geralmente tem acessos de raiva quando lhe dizem que não pode ter o que deseja. E o fato de fazer isso em público não a torna popular entre os colegas, professores e instrutores.

Algumas crianças com problemas de atenção podem também sofrer socialmente por causa de sua tendência a interromper a conversa dos outros. Tal fato não tem muito a ver com a impulsividade. De fato, essas crianças interrompem por medo de esquecer o que querem dizer. Por viverem completamente no presente, sabem que, quando o momento passar, seu pensamento pode deixar de existir. Isso acontece, antes de tudo, principalmente se não estavam prestando atenção às pessoas e coisas ao redor. É por isso que as crianças perdem objetos e esquecem de tarefas e provas.

Acredita-se que crianças com DDA tenham problemas relacionados às habilidades do funcionamento executivo do cérebro. Essas habilidades incluem planejamento, gerenciamento de tempo, memória de trabalho, organização e solução de problemas (Dawson e Guare, 2004). A memória de trabalho é o intervalo de tempo durante o qual podemos reter informações no cérebro enquanto simultaneamente desempenhamos diferentes tarefas, e também está relacionada à capacidade de conectar experiências do passado e do presente. Uma criança como Talita pode esquecer rapidamente de experiências sociais anteriores desagradáveis e, assim, não compreender por que os colegas não são mais amigos. Finalmente, a

Quando seu filho é socialmente vulnerável

dificuldade de Talita de manter a ordem no quarto, na carteira da escola, e na mochila, provavelmente é resultado de suas fracas habilidades de organização.

Logicamente, nem toda criança que apresenta comportamentos desatenciosos tem DDA, que é geralmente diagnosticado de maneira incorreta, já que outros problemas como ansiedade, problemas de aprendizagem, problemas médicos, dificuldade para dormir ou depressão também resultam em comportamentos desatenciosos. Às vezes, o que pode parecer DDA é resultado de uma desordem no processamento auditivo central (DPAC).

Crianças com DPAC têm problemas em processar e compreender os sons. Isso não é, de fato, uma dificuldade auditiva. Diferentemente, é uma incapacidade de discriminar sons semelhantes, palavras, vozes ou a localização dos sons (Hamaguchi, 2001). Para crianças com DPAC, ouvir é como tentar decifrar uma mensagem importante na secretária eletrônica deixada por uma pessoa com sotaque acentuado, muita estática e barulho ao fundo. Crianças com DPAC têm dificuldade de compreender as palavras, seguir instruções ou compreender os diálogos. Isso acontece principalmente em ambientes barulhentos, como na escola ou durante atividades esportivas. A DPAC está mais relacionada a dificuldades no processamento de sons do que a problemas de falta de atenção (A DPAC é geralmente diagnosticada, após uma avaliação abrangente, por especialistas em audição e/ou fala e linguagem).

Vamos examinar mais detalhadamente os comportamentos de Talita para observar quais deles podem ser explicados pela DPAC. Exemplos:

- ❖ Parecer apresentar problema de audição.
- ❖ Distrair-se facilmente com barulhos.
- ❖ Parecer irritada quando os colegas estão fazendo bagunça.
- ❖ Os outros acharem que ela precisa "ouvir melhor".

70   Timidez – Como ajudar seu filho a superar problemas de convívio social

❖ Ter dificuldade de acompanhar e compreender instruções.
❖ Parecer confusa (não "entender").
❖ Afastar-se rapidamente das conversas.

Crianças cujo principal problema é DPAC podem manter a atenção, especialmente se a tarefa não exigir audição ativa, e se o ambiente for sossegado. Crianças com DPAC podem também ter dificuldade de ortografia, fala e/ou compreensão escrita.

Para complicar a situação, entretanto, muitas crianças como Talita apresentam comportamentos consistentes tanto com DDA como com DPAC. Assim, compreender suas dificuldades não é tarefa fácil. Para os adultos envolvidos, crianças com problemas de atenção ou processamento podem parecer preguiçosas, desmotivadas, irresponsáveis, desorganizadas, desrespeitosas, dispersas, esquecidas, muito retraídas ou ansiosas.

Crianças que apresentam comportamentos desatenciosos e/ou problemas de processamento auditivo podem se tornar socialmente vulneráveis ao:

❖ Cometer erros por descuido (lição de casa, esportes, trabalhos escolares).
❖ Parecer confusa.
❖ Não compreender as instruções ou regras.
❖ Agir com raiva, irritação, ou de maneira extremamente crítica.
❖ Parecer hostil.
❖ Frustrar-se com facilidade.
❖ Agir de maneira impaciente.
❖ Parecer negligente.
❖ Interromper.
❖ Comportar-se de maneira controladora.

Quando seu filho é socialmente vulnerável 71

O quarto tipo de vulnerabilidade social que discutiremos é proveniente da inconveniência e da inflexibilidade com as outras pessoas.

Sociabilizado sem flexibilidade

Imagine-se dirigindo na faixa da direita e encontrando um semáforo vermelho. Você se lembra de já ter visto nesse cruzamento um sinal de "proibido virar à direita com o sinal vermelho", mas que aparentemente foi retirado. Mesmo assim, o carro à sua frente vira à direita; ainda acreditando que não seja permitido dobrar à direita com o sinal vermelho, você espera o sinal verde. Os motoristas dos carros atrás de você buzinam furiosamente, mas você continua parado. Então os carros começam a contornar pela esquerda para virar à direita, mas você não se move até o sinal ficar verde. Mais tarde, você fica sabendo que os engenheiros de tráfego decidiram retirar o sinal de "proibido virar à direita com o sinal vermelho" naquele cruzamento por considerarem não ser mais necessário. Você, no entanto, faz planos de, no futuro, evitar virar à direita quando o sinal estiver vermelho cada vez que se aproximar daquele cruzamento.

A situação acima representa o tipo de situação experimentada por algumas crianças que podem ter uma excelente memória para os fatos, mas que, por causa de sua inflexibilidade, têm dificuldade de aceitar as normas sociais. Apresentamos a você Jaime, e seus pais, Ricardo e Gisele.

A história de Jaime

Jaime é um garoto de 12 anos, reservado, distante e ambicioso. É um aluno dedicado, que quer ser um cientista mundialmente famoso. A mãe, Gisele, preocupa-se porque Jaime fica estudando no quarto por períodos muito longos ou fazendo sites para a internet, e construindo modelos de naves espaciais do programa Jornada nas Estrelas. Jaime parece saber "tudo" sobre Jornada nas Estrelas e, de alguma maneira, consegue ligar qualquer conversa, redação e trabalho escolar e esse programa. Sua coleção de objetos é tão extensa que não há mais espaço para se movimentar no quarto.

Ricardo acha que Jaime é o pior companheiro que se pode imaginar para um motorista. Jaime memorizou diversos mapas, localizações e pontos de referência de sua cidade, e seu senso de direção é excepcional. No entanto, recusa-se a deixar que o pai faça o próprio caminho. Se Ricardo não desiste e segue o caminho que Jaime quer, com freqüência ele explode, chuta o banco do motorista, fala palavrões ou joga os sapatos.

A inflexibilidade de Jaime não se limita aos trajetos no trânsito. Quando Jaime fica frustrado com as tarefas escolares, recusa, aos gritos, o auxílio da mãe. Na escola, Jaime raramente comete erros. Entretanto, nas poucas ocasiões em que são necessários comentários, aceita polidamente, mas se recusa a fazer as correções. Insiste que está certo.

Jaime tem muito pouco interesse nos colegas. Os professores comentam que tende a permanecer sozinho; raramente olha para as pessoas quando fala com elas, e geralmente suspira ou revira os olhos ao observar ou interagir com os outros. Freqüentemente, os colegas o provocam ou o xingam de "nerd", "idiota" e "sem-noção".

Gisele acha que a maneira descuidada de Jaime não o ajuda socialmente. O cabelo está sempre despenteado, as roupas são desleixadas e, com freqüência, usa as mesmas calças diversas vezes na semana. Muitas vezes, esquece-se de escovar os dentes ou de tomar banho. Gisele quer levá-lo para comprar roupas novas, pensando em ajudá-lo a ser aceito pelo grupo, mas Jaime não se importa. Parece que não liga para a maneira como os outros o vêem.

Gisele tem notado que Jaime evita falar ao telefone. Na realidade, se precisa atender ao telefone, parece que entra em pânico e agita as mãos antes de pegar o aparelho. Se um colega liga para falar sobre uma lição

Quando seu filho é socialmente vulnerável   73

de casa, Jaime transmite a informação de maneira fria e desliga rapidamente.

Gisele diz que falta a Jaime o "gene da empatia". Raramente sorri ou expressa alguma emoção, exceto durante os acessos de raiva. Na realidade, quer seja uma notícia excepcionalmente positiva, quer seja uma notícia igualmente dolorosa, sua expressão permanece inalterada. Tanto Gisele quanto Ricardo se preocupam com o fato de Jaime não saber se relacionar com as pessoas. Ele apenas diz o necessário, não consegue iniciar uma simples conversa com ninguém.

Gisele e Ricardo se preocupam com a falta de desejo de Jaime de estar com os colegas (e com a família). Acham que deveria estar com as outras pessoas. Ele tem um senso de humor ácido e, às vezes, parece gostar de estar com os amigos. Os colegas ocasionalmente ligam para ele, mas, apesar do incentivo de Gisele, Jaime raramente retorna as ligações ou freqüenta atividades sociais. Gisele e Ricardo só querem ajudar o filho a se conectar com o mundo real e a desenvolver amizades duradouras.

Por que isso está acontecendo?

Se seu filho, criança ou adolescente, é como Jaime, pode apresentar alguns problemas de relacionamento social, que geralmente são associados a distúrbios semelhantes ao autismo. Por exemplo, seu filho pode parecer egocêntrico, inflexível, imaturo, temperamental e socialmente estranho ou retraído. O perfil comportamental de Jaime é mais consistente com um dos distúrbios semelhantes ao autismo, conhecido como Distúrbio de Asperger. Esse é um distúrbio neurocomportamental, no qual as funções intelectuais e cognitivas de uma criança permanecem intactas, mas sua capacidade de interação social é significativamente comprometida (Lockshin; Gillis e Romanczyk, 2005). O Distúrbio de Asperger pode se diagnosticado por psicólogos, psiquiatras e/ou neurologistas após completa avaliação.

74   TIMIDEZ – Como ajudar seu filho a superar problemas de convívio social

Jaime apresenta muitas características importantes do Distúrbio de Asperger, inclusive reciprocidade emocional e social limitada, inflexibilidade extrema, interesses especiais (como *Jornada nas Estrelas* e rotas de tráfego), pouca higiene e movimentos motores repetitivos (agitação das mãos). Jaime também tem dificuldade de compreender os sinais sociais e as regras não-explícitas das interações sociais, características do Distúrbio de Asperger. Como você pode se lembrar, Rafael também tem dificuldades semelhantes, resultantes de problemas de aprendizagem pragmática. Por causa da freqüente sobreposição desses dois problemas neurocomportamentais, e pelo fato de o Distúrbio de Asperger ser mais amplamente estudado, as crianças, muitas vezes, são diagnosticadas erroneamente com um ou outro problema (Stewart, 2002). E, para complicar ainda mais a questão, foi identificado um terceiro problema conhecido como transtorno não-verbal de aprendizagem (TNVA). Crianças com TNVA também demonstram déficits sociais e ansiedade, juntamente com problemas de coordenação motora fina e grossa e dificuldade em matemática. Essas crianças apresentam habilidades lingüísticas intactas, e suas dificuldades derivam mais de déficits visuais, motores e cognitivos (Tanguay, 2001; Stewart, 2002).

Logicamente, nem toda criança com dificuldade de relacionamento social tem Distúrbio de Asperger, TNVA ou problemas de aprendizagem pragmática. O temperamento, a ansiedade e as necessidades sociais da criança podem facilmente contribuir para os problemas sociais. Por exemplo, crianças com temperamentos obstinados e "difíceis" são freqüentemente consideradas teimosas e inflexíveis pelas outras pessoas. Regularmente ouvimos pais, professores, funcionários da escola e treinadores dizerem: "Ele simplesmente é do contra". E, apesar de verdade, isso pode ser mais que uma questão de temperamento; pode ser resultado das interações entre ansiedade social, temperamento e outros complicadores, como Distúrbio de Asperger, TNVA ou problemas de aprendizagem pragmática.

Certo grau de ansiedade social é evidente em todas as nossas histórias reais. Você pode recordar que Jaime fica ansioso e entra em pânico quando precisa falar ao telefone. Mas, se ele não tem o menor interesse no que as pessoas pensam sobre ele, por que, então, fica ansioso durante essas interações? Talvez a postura indiferente em relação às pessoas seja sua maneira de evitar situações sociais incômodas. Dessa maneira, a ansiedade desempenha seu papel na vulnerabilidade social.

Finalmente, para determinar os motivos por trás das dificuldades sociais de uma criança, precisamos observar suas dificuldades em relação às necessidades sociais. Por exemplo, nem Jaime nem Jéssica (ver capítulo 2) têm fortes necessidades sociais. Mas Jéssica é popular entre os colegas de escola e não apresenta problema, apesar de seu desejo de ficar sozinha. No entanto, as dificuldades sociais de Jaime não podem ser totalmente explicadas por sua preferência pela solidão.

Por esses fatores, a criança pode se tornar socialmente vulnerável ao:

- ❖ Manter pouco contato visual.
- ❖ Agir de maneira retraída, com mau humor ou irritação.
- ❖ Parecer brava, nervosa ou hostil.
- ❖ Ter atitude condescendente em relação às pessoas.
- ❖ Ser rígida e inflexível.
- ❖ Frustrar-se com facilidade.
- ❖ Parecer ingênua.
- ❖ Parecer desleixada.
- ❖ Apresentar comportamentos ou movimentos motores estranhos.
- ❖ Ter interesses incomuns.

- ✧ Agir de maneira irritante e grosseira.
- ✧ Não ter amigos.

A ameaça tripla

Como você pode ver, existem diversas camadas na vulnerabilidade social de uma criança. A primeira camada é o temperamento da criança, quer seja obstinada e "difícil", quer seja lenta para se adaptar e "passível". A segunda é a sensibilidade e a ansiedade da criança. À medida que aumenta a ansiedade social da criança, ela se sente mais fora de controle. A terceira camada é a ligação neurológica da criança, que pode fazer com que o seu mundo interno se torne cada vez mais confuso, caótico e devastador. Conseqüentemente, sua ansiedade social, fuga social e temperamento natural ficarão mais evidentes (por exemplo, ela pode se tornar cada vez mais do contra ou retraída). Por causa dessas três camadas, e sem levar em consideração seu tipo de vulnerabilidade social, as crianças descritas neste livro sofrem de ansiedade, fuga, raiva ou fadiga.

Nosso foco aqui não é diagnosticar distúrbios, que podem ser muito complexos (e exigem avaliações completas), porque muitos distúrbios apresentam os mesmos comportamentos, mas têm origens completamente diferentes. Diferentemente, nosso foco é ajudá-lo a identificar os principais comportamentos que podem fazer que seu filho se torne socialmente vulnerável. Para isso, dispense alguns minutos para preencher nossa enquete sobre vulnerabilidade social. Use a enquete para identificar e monitorar os comportamentos problemáticos de seu filho. Nos capítulos 7 e 8, você também pode usar essa enquete para ajudá-lo a escolher as melhores estratégias de tratamento.

Vulnerabilidade social

Marque um dos itens abaixo que sejam característicos de seu filho, criança ou adolescente.

1. Personalidade
( ) Sério.
( ) Egocêntrico.
( ) Birrento.
( ) Passivo.
( ) Distante.
( ) Peculiar em relação a alimento, vestuário, etc.
( ) Rígido e inflexível.
( ) Mandão ou controlador.
( ) Falta-lhe empatia.
( ) Excessivamente sensível.

2. Postura
( ) Convencido em relação ao seu conhecimento.
( ) Desrespeitoso.
( ) Prepotente.
( ) Bravo ou hostil.
( ) Irresponsável.
( ) Negativo.
( ) Mimado ou ingrato.

3. Consciência social
( ) Não percebe os sinais sociais.
( ) Tem dificuldade de compreender as conseqüências de suas ações.
( ) Tem dificuldade de compreender humor ou sarcasmo.

( ) Age de maneira ingênua.
( ) Tem dificuldade de aceitar pontos de vista.
( ) É despreocupado com a aparência.

4. Nível de atividade
( ) É sempre ativo.
( ) É inquieto.
( ) Apresenta movimentos espasmódicos.
( ) Fica facilmente fatigado.
( ) Fala incessantemente.
( ) Tem dificuldade de brincar calmamente.

5. Comportamentos impulsivos
( ) Não consegue manter as mãos paradas.
( ) Tem dificuldade de esperar.
( ) Fala impulsivamente.
( ) Invade o espaço pessoal dos outros.

6. Capacidade de concentração
( ) Distrai-se com facilidade.
( ) Tem dificuldade de manter a atenção.
( ) Concentra-se somente nas atividades preferidas.
( ) Tem dificuldade de ouvir.
( ) Tem dificuldade de seguir instruções.
( ) É esquecido.

7. Hábitos nas atividades rotineiras
( ) Parece preguiçoso ou desmotivado.
( ) Raramente toma a iniciativa.
( ) É desorganizado.
( ) Faz as tarefas apressadamente.
( ) Com freqüência não chega ao fim.

Quando seu filho é socialmente vulnerável

( ) Não presta atenção a detalhes.

( ) Não coopera.

8. Autocontrole

( ) Frustra-se com facilidade.

( ) Tem impulsos explosivos.

( ) É agressivo com os outros.

( ) Chora com freqüência.

( ) É indiferente.

( ) É imprevisível.

9. Comportamentos socialmente indesejáveis

( ) Mente.

( ) Acusa os outros de mentir.

( ) Tem dificuldade de compartilhar.

( ) Age de maneira tola.

( ) É rude.

( ) É manipulador.

( ) Xinga os outros.

( ) Gosta de chamar a atenção.

( ) Tem maus hábitos (enfia o dedo no nariz, chupa o dedo).

( ) Não faz contato visual.

( ) É persistente.

( ) Tem comportamentos ou movimentos estranhos.

( ) É desajeitado.

Resumo

Neste capítulo, você aprendeu a identificar e a compreender os principais tipos de vulnerabilidade social. Além de sofrer de ansiedade social e/ou fuga, as crianças das nossas histórias reais apresentam alguns problemas neurológicos subjacentes, que as impedem de perceber (ou de interpretar erroneamente) os sinais sociais, apresentam comportamentos hiperativos ou impulsivos, distraem-se com facilidade ou são cronicamente inflexíveis. No capítulo 4, discutiremos a relação entre os tipos de vulnerabilidade social e os comportamentos agressivos específicos. Ajudaremos você a compreender a diferença entre provocar e agredir, a entender a dinâmica da intimidação e o risco de seu filho ser menosprezado e/ou rejeitado.

4

Compreendendo o comportamento agressivo

Se eu pudesse pedir alguma coisa
Gostaria de ser um ótimo jogador de basquete
Poderia ser melhor que o Michael Jordan
Faria a tarefa sem que tivessem de mandar
Seria mais inteligente que Albert Einstein
Mas o que eu gostaria mesmo de pedir
É que as crianças parassem de me agredir.

IVAN

OBJETIVOS DO CAPÍTULO

Neste capítulo, você aprenderá a:
- ❖ Identificar os principais tipos de comportamentos agressivos,
- ❖ Compreender porque uma criança socialmente vulnerável geralmente é agredida.
- ❖ Reconhecer se seu filho está sendo agredido (*bullying*).

O mundo é muito, muito ruim

O *bullying* (atos de violência física ou psicológica, intencionais e repetidos) geralmente é visto como uma atitude normal, típica da idade. Haver *bullying* no período escolar é até considerado por alguns como um "rito de passagem", necessário à vida adulta. Contudo, não há nada de normal ou necessário nisso. Ao contrário, é destrutivo para todos os envolvidos.

De acordo com algumas pesquisas, quase 6 milhões de crianças norte-americanas em idade escolar estão envolvidas, de alguma forma, em atos regulares de *bullying* (Nansel et al., 2001). Igualmente desalentadora é a notícia de que 160 mil estudantes faltam à escola todos os dias por causa de *bullying*, e que 25% de crianças em idade escolar são agredidas diariamente, 10% são agredidas semanalmente, 77% dos jovens já praticaram atos de agressão durante o ensino fundamental ou médio, e 93% de crianças em idade escolar já testemunharam um ato de agressão (Smith e Sprague, 2003; Walker, Ramsey e Gresham, 2004).

Esses dados estatísticos são realmente alarmantes se considerarmos que os comportamentos agressivos têm conseqüências de curto e longo prazo para todos os envolvidos. Por exemplo, vítimas de agressão constante têm mais probabilidade de apresentar uma enorme dificuldade nas atividades escolares, e de ter problemas emocionais e sociais, inclusive:

- ❖ Ansiedade, angústia e doenças somáticas.
- ❖ Tristeza, esquiva ou fuga social, depressão, pensamentos suicidas ou tentativas de suicídio.
- ❖ Dificuldade de concentração, fracasso escolar ou recusa em ir à escola.
- ❖ Raiva, ressentimento ou impulsos explosivos.
- ❖ Ferimentos físicos.
- ❖ Confusão, insegurança e baixa auto-estima.

Estudos de longo prazo sugerem que muitos desses problemas persistem no início da vida adulta, especialmente a ansiedade, a depressão e a baixa auto-estima (Olweus, 1993)

Compreendendo o comportamento agressivo 83

Foi descoberto que o que praticam *bullying* também têm seu quinhão de problemas futuros. Por exemplo, quando é permitido que os agressores se envolvam em comportamentos agressivos sem a intervenção de adultos, o vandalismo, o furto, a vadiagem e o abuso de drogas tornam-se mais prováveis na vida adulta. Na realidade, um estudo de longo prazo mostrou que, nos Estados Unidos, 40% dos agressores em idade escolar foram presos por um ou mais crimes até os 24 anos de idade (Olweus, 1995).

O *bullying* não é algo que deva ser considerado de maneira leviana. Pode começar cedo, e, se permitido que persista, pode ter efeitos devastadores nos jovens. Muitos de nós já fomos agredidos em alguma ocasião. E, logicamente, o *bullying* não se limita às dependências da escola, nem necessariamente cessa na vida adulta. O *bullying* ocorre nos ambientes familiares e também no trabalho, possivelmente na forma de ações e comentários negativos sutis. Os comportamentos agressivos diminuem a auto-estima e podem criar desconforto ou medo sempre que se pensa ou interage com o agressor. O problema, contudo, é que a maior parte das pessoas possui uma idéia própria (geralmente errada) sobre o que é um comportamento agressivo. A seguir, examinaremos as muitas formas de *bullying*, mas antes vamos examinar um comportamento que, às vezes, é equiparado ao *bullying*, mas que geralmente é diferente: a provocação.

Provocação

É importante que tanto os pais quanto as crianças saibam fazer a distinção entre provocação e *bullying*. Existem diversas características diferentes. A provocação geralmente envolve duas pessoas de poder equivalente. Isso significa que ambas as partes são semelhantes quanto ao tamanho físico, força e popularidade entre os colegas. Além disso, em geral a provocação ocorre esporadicamente, sem a intenção de prejudicar, e dentro de um contexto de amizade. Se uma criança diz: "Eu estava só brincando" ou "Não foi de propósito", mas essa criança não é considerada amiga da pessoa que é provocada, a intenção é, muitas vezes, maldosa, e suas ações podem ser identificadas como *bullying*.

O limite entre provocação e *bullying* pode se tornar facilmente indistinto para uma criança socialmente vulnerável. A percepção que a criança tem da situação desempenha aqui um papel importante. Por exemplo, uma criança que não sabe diferenciar entre brincadeira provocativa e *bullying* pode interpretar (ou interpretar incorretamente) qualquer comentário ocasional como se houvesse intenção hostil. Se, por alguma razão, ela fica irritada com a interação, e as outras crianças continuam a "provocá-la", a intenção não é mais inocente.

Bullying

É fácil fazer a distinção entre *bullying* e provocação por muitas razões, inclusive a freqüência com que ocorre. Na maioria dos casos, o *bullying* ocorre com freqüência, às vezes ininterruptamente, com a plena intenção de machucar a vítima de alguma maneira. A provocação pode acontecer apenas ocasionalmente e dentro de um contexto ou ambiente positivo.

Além disso, ao contrário da provocação, o *bullying* envolve um evidente desequilíbrio de poder entre as partes envolvidas. O *bullying* pode ocorrer com apenas duas crianças (agressor e vítima), mas é mais provável que envolva diversas crianças que agem contra uma outra. A maior parte das crianças pode suportar uma briga com um irmão ou com outro colega. Entretanto, não se pode esperar que uma criança lide com essas situações quando um grupo de

Compreendendo o comportamento agressivo

crianças (ou, em alguns casos, uma classe inteira de alunos) "conspira" contra uma única criança. O renomado pesquisador do assunto, o norueguês Dan Olweus e colegas descrevem a maneira como um "círculo de agressores" permite, sustenta e reforça comportamentos agressivos como um fenômeno de grupo (Olweus, 1993; Olweus; Limber e Mihalic, 2000).

Geralmente, uma ou duas crianças (agressores) identificam, visam e agridem uma vítima mais fraca, menos popular. Ao contrário do que se pode esperar, os agressores normalmente não são malvistos, e podem ter dois ou três amigos que ajudam a incentivar a agressão de maneira ativa (seguidores), e de maneira passiva (simpatizantes). Os seguidores, denominados "escudeiros", que realizam as intenções maldosas do agressor, não iniciam a agressão por conta própria. Assim, de maneira isolada, tanto o agressor quanto o seguidor têm poder limitado, e precisam um do outro para sustentar o poder do círculo agressivo. Enfraquecer essa conexão é importante para diminuir os problemas dos colegas. Os simpatizantes, geralmente um grupo maior de crianças, incentivam os comportamentos agressivos de maneira menos evidente. Essas crianças quase sempre são retraídas, podem sorrir de maneira falsa ou nervosa, e secretamente gostar de ver o outro colega ser atormentado. Coletivamente, esse grupo contribui para a percepção da vítima de que um grande número de crianças o assedia de maneira ativa.

Fora do círculo de agressão estão os espectadores e os defensores das vítimas. Um espectador pode não gostar da agressão, mas opta por não se envolver porque teme ser banido ou tem medo de piorar as coisas, ou simplesmente porque não sabe o que fazer. Jonas, o amigo de Ivan, que sabia que ele sofria quando era agredido e tinha medo de se tornar vítima, afirmou: "Eu não posso conversar com você na escola ou ficar ao seu lado no ônibus". No entanto, Jonas gosta de brincar na casa de Ivan depois da escola.

No processo agressivo, tanto os papéis ativos como os passivos incentivam e fortalecem os comportamentos agressivos. Não fazer nada cria um ambiente social no qual a agressão é considerada aceitável. Os defensores, apesar de geralmente em número menor ou inexistentes, podem desempenhar um papel poderoso para enfraquecer o círculo de agressão. Os agressores geralmente se aproveitam de crianças socialmente vulneráveis, sem amigos, e que não conseguem revidar. Ter um melhor amigo, especialmente um que o defenda, não apenas reduz a probabilidade de a criança ser agredida como minimiza o impacto negativo dos comportamentos negativos. Por essa razão, se seu filho é vulnerável a agressões, é vital ajudá-lo a desenvolver as habilidades necessárias para formar amizades recíprocas.

Ter amizade com os colegas também é uma proteção importante contra a agressão, porque esses comportamentos geralmente acontecem longe dos olhos dos adultos, que podem acreditar que a agressão envolve apenas atos físicos, como bater ou chutar. Os agressores geralmente usam ameaças verbais de força física para intimidar as vítimas e fazer com que se sintam indefesas e impotentes. Táticas psicológicas, como ignorar ou excluir a vítima das atividades do grupo de colegas, espalhar boatos negativos ou insultar ofensivamente de diversas formas não são apenas muito prejudiciais emocionalmente, como também mais difíceis de serem detectadas por professores e funcionários da escola. A seguir, descrevemos as mensagens que os comportamentos agressivos podem comunicar e os diferentes tipos de comportamentos.

"Você é fraco"

"Eu sou mais forte que você" e "Eu posso e vou machucá-lo" são algumas das mensagens que o agressor físico transmite à vítima. A agressão física geralmente ocorre na forma de contato físico direto, por exemplo batendo, cuspindo, atirando elásticos ou destruindo bens pessoais, como material escolar, roupa ou lanche. A agressão física, que é mais comum entre meninos que entre meninas, pode facilmente desencadear medo, ansiedade e sentimentos de apreensão nas vítimas. A maioria dos agressores que recorre a essas táticas faz isso para ameaçar ou intimidar, sem realmente ter a intenção de causar dano físico. A ameaça da agressão física (ao dizer: "Vou jogar você na parede", junto com um pequeno empurrão) é mais que suficiente para fazer com que as vítimas considerem a escola, e outros ambientes, inseguros e temíveis. Mais raramente, contudo, uma criança ou adolescente pode pretender realmente causar danos físicos. Naturalmente, essas situações são muito mais sérias tanto para o agressor quanto para a vítima, já que os agressores que usam de agressão física ainda na infância têm maior probabilidade de apresentar comportamentos anti-sociais ao longo do resto da vida.

Agressão física

Ivan é vítima de agressão física. Os colegas de escola freqüentemente se unem para:

- ✧ Jogar lixo na sua carteira durante a aula.
- ✧ Rasgar seus trabalhos e lições.
- ✧ Roubar seu material escolar.
- ✧ Tentar machucá-lo durante a aula de educação física.
- ✧ Atirar bolinhas de papel nele na perua escolar.
- ✧ Extorquir dele o dinheiro do lanche.
- ✧ Empurrá-lo no corredor.

"Você é um inútil"

"Você é burro, feio e um perdedor" é a mensagem básica que a agressão verbal transmite às vítimas. De certa maneira, a agressão verbal pode ser pior que a agressão física, já que a agressão verbal ataca as qualidades pessoais da criança. É lógico que pedaços de pau e pedras podem quebrar ossos, mas insultos não são nada inofensivos, especialmente para uma criança muito sensível ou socialmente vulnerável.

A agressão verbal pode ser muito prejudicial emocionalmente. Caso ocorra com muita freqüência, é possível que as crianças acreditem nessas mensagens ofensivas. A agressão verbal está associada à ansiedade, depressão, solidão, baixa auto-estima e recusa em ir à escola, e é a forma mais comum de agressão. Isso não é de surpreender, já que é difícil de ser detectada pelos adultos: é a palavra do agressor contra a da vítima, que é menos popular. Em quem o adulto vai acreditar? Geralmente, nem a vítima nem o espectador relatam os comportamentos agressivos. A vítima teme ser chamada de "dedo-duro", ou fica preocupada que o envolvimento do adulto piore a situação, e os espectadores temem que o fato de relatarem a agressão possa transformá-los em vítimas. Então, a agressão verbal persiste, gradualmente minando a auto-estima da vítima por meio de comportamentos diretos e indiretos.

A agressão verbal direta (interações reais) pode ocorrer pessoalmente, pelo telefone ou até pela internet. Às vezes, o assédio é limitado a uma característica específica, como a inteligência da criança ("burro"), o desempenho físico ("lerdo") ou a aparência ("feio"). Apesar de esses insultos serem, de fato, emocionalmente prejudiciais, há a expectativa de que a auto-estima geral da criança seja preservada se ela for bem-sucedida em outras áreas. Outras vezes, o assédio enfoca todo o caráter ou personalidade da criança,

Compreendendo o comportamento agressivo

com insultos gerais, como "perdedor". Esses são mais difíceis de se lidar, já que atacam a criança como pessoa.

Agressões verbais indiretas ocorrem na forma de boatos maldosos sobre a vítima. Como sabemos, não é preciso que os boatos sejam verdadeiros para que se acredite neles, e, uma vez que começam a se espalhar, como uma doença, o dano está feito. A reputação negativa vem em seguida.

A agressão verbal indireta geralmente dá início ao *bullying* praticado pelo grupo. O agressor conta não apenas com o apoio dos simpatizantes, como, ainda mais importante, com a incapacidade de a vítima se defender. Sendo a agressão verbal o tipo mais comum de comportamento agressivo, não é de surpreender que todas as crianças socialmente vulneráveis descritas neste livro tenham, até certo ponto, sido agredidas.

Agressão verbal

Tanto Ivan quanto Jaime são vítimas de agressão verbal direta, em grande parte porque são diferentes. Os comportamentos hiperativos e impulsivos de Ivan chamam a atenção para ele, e os comportamentos, interesses incomuns e aparência desleixada de Jaime tornam difícil não notá-lo. Ivan é chamado de "burro", "retardado", "perdedor", "gay" e "tonto", e Jaime é rotulado de "*nerd*", "idiota" e "sem-noção".

Todas as crianças socialmente vulneráveis das nossas histórias reais também sofrem de forma indireta a agressão verbal. Dizem que Ivan "tem piolho", é "fofoqueiro", "mentiroso", "chorão", "rouba" e "não tem amigos". Os agressores dizem que Rafael "dá uma de sabichão", "nunca pede desculpas", "está sempre pra baixo", é "muito sério" e "está sempre bravo". Dizem que Talita é "esquecida", "está sempre nas nuvens" e no "mundinho dela".

"Ninguém gosta de você"

"Você não tem amigos" e "Fique longe da gente" são algumas mensagens que o agressor que pratica *bullying* de relacionamento transmite às suas vítimas. Essas mensagens são as mais prejudiciais de todas, e podem devastar a auto-estima de qualquer criança. Logicamente, ninguém pode ser amigo de todo mundo, e isso é perfeitamente normal. Mas sentir que ninguém nos quer e que não pertencemos a nenhum grupo é devastador. O objetivo da agressão relacional é rejeitar, excluir e, no final, isolar a vítima para que ela se sinta indefesa e vulnerável. A agressão de relacionamento pode facilmente destruir as amizades da vítima. Isso pode acontecer quando um agressor envenena a reputação de outra criança ("Não brinque com ela, ela é esquisita"), rouba os seus amigos, desencoraja espectadores neutros de se envolver, dificulta que os possíveis defensores resgatem a vítima, e conspira para deixar a vítima em apuros. A agressão de relacionamento é mais característica entre meninas que entre meninos.

A criança socialmente vulnerável é especialmente suscetível à agressão de relacionamento. Por ela desejar tão desesperadamente pertencer ao grupo, e nem sempre ser capaz de dizer quem são seus amigos, pode interpretar mal qualquer ação neutra ou volúvel dos colegas como indicativo de amizade. Conseqüentemente, pode repetidamente tornar-se vítima de manipulação ("Não serei sua amiga se você não...") e não compreende por quê. Um agressor socialmente esperto pode também fingir ser amigo para seduzir a vítima. A agressão de relacionamento geralmente é sutil e muito difícil de ser detectada, e está associada à rejeição dos colegas, ansiedade, depressão, solidão e fingimento. De maneira semelhante à agressão verbal, a discriminação de relacionamento é evidente em todas as histórias apresentadas.

Compreendendo o comportamento agressivo

Agressão de relacionamento

Além de sofrer de agressão física e verbal, Ivan é também vítima de agressão de relacionamento. Os colegas de Ivan comportam-se da seguinte maneira:

- ❖ Escolhem-no por último nas atividades esportivas.
- ❖ Evitam deixar que participe de trabalho em grupo (forçando-o a fazer a atividade sozinho).
- ❖ Recusam-se a deixá-lo brincar com eles durante o recreio.
- ❖ Acusam-no de roubar, colar e xingar para deixá-lo em apuros.
- ❖ Espalham boatos maldosos, dizendo que é gay, retardado e que enfia o dedo no nariz.
- ❖ Usam gestos hostis (passando a mão pela garganta para dizer "Você está morto", ou fazendo sinal de negativo para evitar que os outros colegas falem com ele).
- ❖ Excluem-no de festas de aniversário e eventos sociais (às vezes, ele é o único colega da turma a não ser convidado).

A discriminação de relacionamento de Talita é mais sutil; as colegas não a rejeitam de maneira ativa. Ao contrário, fazem um grande esforço para convidá-la para brincar e dormir na casa umas das outras e para ir a festas. Por Talita ser quieta e raramente tomar a iniciativa, está começando a se sentir por fora. As colegas de Talita incomodam-se com seu comprometimento com esportes, com sua falta de concentração nos trabalhos escolares e com seu esquecimento. Por isso, por trás, referem-se a ela como a "lunática".

A experiência de Rafael é um pouco diferente: ele se sente rejeitado pelos colegas, mas o que não compreende é que a esquiva inicial dos colegas é uma reação à sua natureza extremamente

92 TIMIDEZ – Como ajudar seu filho a superar problemas de convívio social

crítica. Dessa forma, ele aprendeu a não se arriscar, esquivando-se primeiro.

Se seu filho é muito sensível, como Ivan, Talita ou Rafael, veja os capítulos 7 e 8 para saber como ajudá-lo a aceitar e administrar sua sensibilidade e, assim, minimizar a eficácia da discriminação dos colegas.

O papel da vítima

Os educadores e funcionários da escola geralmente rotulam a criança socialmente vulnerável de "imatura" ou "socialmente desajustada". Podem ter dito a você que se seu filho simplesmente "deixasse de querer sempre chamar atenção", "fosse responsável pelos seus atos" ou "tivesse um pouco de autocontrole", a agressão cessaria. De onde provêm essas atitudes?

Algumas crianças socialmente vulneráveis apresentam diversos comportamentos que desagradam, sendo muito irritantes, contestadoras ou inconvenientes, sendo emocionais, ansiosas ou agressivas, ou ainda ativas, impulsivas ou inquietas. Essas crianças podem ser identificadas como vítimas *provocadoras* e geralmente não são efetivamente benquistas. Por causa de seus comportamentos, é quase implícito que agredir essas crianças seja aceitável ou até mesmo merecido. Essa é uma das razões pelas quais poucos educadores, funcionários da escola e colegas saem em defesa de uma criança como essa.

Ivan é considerado uma vítima provocadora. Por causa de seu comportamento hiperativo e impulsivo, até mesmo seus pais o consideram muito impositivo e, com freqüência, perdem a paciência com ele. E, apesar de ser verdade que as vítimas provocadoras possam contribuir para ter seus problemas de agressão, isso não justifica o tratamento cruel que recebem. Não é culpa da criança.

Se ela pudesse ter mais autocontrole, faria isso. Nenhuma criança visa intencionalmente alienar-se dos colegas. Lembre-se, *bullying* significa distribuição desigual de poder. Os agressores têm aliados, e a vítima provocadora socialmente vulnerável não. Por isso, a criança precisa de mais apoio.

A vítima *passiva*, entretanto, faz muito pouco para provocar a agressão. Sua tendência a ser ansiosa, insegura, hesitante, socialmente retraída, depressiva, submissa ou por temer entrar em apuros é o que a torna um alvo fácil. Além disso, por causa dessas tendências, os educadores e funcionários da escola com freqüência não estão cientes da agressão contra as vítimas passivas.

A vítima passiva tem mais probabilidade de ser alvo de agressão verbal e/ou de relacionamento. Essas duas formas de agressão são extremamente difíceis de serem detectadas, especialmente se executadas por agressores socialmente espertos. Pelo fato de o agressor ser raramente responsabilizado, a vítima passiva é indiretamente culpada por ser agredida. Se ela conta, ninguém acredita nela. Se reage de maneira exagerada, entra em apuros. Dessa forma, aprende a ceder às exigências do agressor, que não apenas continua com a agressão, como também faz que ela se magoe com os funcionários da escola, e passe a não confiar mais neles como fonte de apoio. Até mesmo quando os comportamentos agressivos são identificados, a criança socialmente vulnerável tem menos probabilidade de receber ajuda por causa da natureza complexa e confusa de suas dificuldades.

Por exemplo, apesar de Ivan ser uma vítima provocadora, suas invenções impulsivas e as constantes alterações nas versões dos incidentes agressivos faz que passe a ser desacreditado pelos professores e funcionários da escola, que desprezam suas queixas. Suas mentiras passam a ser consideradas um traço ruim de seu caráter, e não produto de seu perfil neurológico.

Agressores socialmente espertos também tiram vantagem da sensibilidade ao tato de Ivan, e alegam que as disputas físicas intencionais são apenas acidentais. Em nada ajuda o fato de que os professores raramente presenciem as provocações dos agressores, mas nunca percam as reações "exageradas" tanto de atos acidentais (por exemplo, uma criança que esbarra nele no corredor) como de atos físicos intencionais. Para eles, essas situações são simplesmente outro exemplo da tendência de Ivan de chamar a atenção para si, e não requer intervenção.

Rafael tem dificuldade de receber ajuda por causa de suas interpretações erradas das situações com os colegas. Sua maneira concreta e literal de pensar faz que seja difícil para ele levar em consideração os pontos de vista das outras crianças. Não ajuda o fato de ele levar tudo para o lado pessoal, irritar-se com facilidade e recusar-se a responsabilizar-se pelos próprios atos. É compreensível que os professores prontamente prefiram os relatos dos colegas mais populares e socialmente espertos.

Jaime, entretanto, também é vítima de agressão verbal e de relacionamento. Contudo, Jaime não está interessado no que os outros pensam. Conseqüentemente, pode não ser tão socialmente vulnerável quanto Ivan ou Rafael, mas seu futuro corre risco se não melhorar as habilidades de relacionamento social. Talita também corre risco por sofrer com a ansiedade, solidão, esquiva social e depressão. Entretanto, diferentemente de Ivan e Rafael, que fazem barulho para ser "ouvidos", o comportamento calmo e retraído de Talita cria a falsa impressão de que não há nada errado.

Assim, nem as crianças socialmente vulneráveis provocadoras, nem as crianças passivas saem ganhando. As escolas não interferem, a menos que haja dados incontestáveis e alarmantes que comprovem a agressão. E, por causa dos problemas inerentes para que os comportamentos agressivos sejam definidos e detectados, bem como a tendência de culpar a vítima, raramente surgem evi-

Compreendendo o comportamento agressivo

dências concretas. Por essa razão, é hora de começarmos a prestar mais atenção às características do agressor e seu papel no processo agressivo.

E o agressor?

Conforme já mencionamos anteriormente, muitos agressores são populares e não apresentam baixa auto-estima. De maneira geral, pesquisas (Olweus, 1993) sugerem que os agressores têm necessidade de controle, poder e domínio em grau mais elevado que as vítimas. Os agressores também têm mais probabilidade de apresentar comportamentos furiosos, hostis ou impulsivos e falta de preocupação e empatia para com as suas vítimas.

Os meninos que praticam agressão são, provavelmente, mais fortes e agressivos para com as vítimas mais fracas, e apreciam o comportamento agressivo como meio de alcançar metas, conseguir *status* ou prestígio. As meninas que praticam a agressão, entretanto, provavelmente sentem prazer em ser o centro das atenções, e usam táticas menos diretas de agressão relacional para excluir e isolar suas vítimas menos sofisticadas socialmente.

Talvez a característica mais evidente dos agressores, sem levar em consideração o gênero, é a atitude de desprezo. A escritora norte-americana Barbara Coloroso, em seu livro *The Bully, the Bullied, and the Bystander* [O agressor, a vítima e o espectador], diz que desprezo significa total indiferença e não dar valor algum a uma pessoa. Ela diz que o desprezo está associado à "sensação de poder, intolerância às diferenças e liberdade para excluir" (Coloroso, 2003, 21). Poder é a sensação do agressor de que tem direito de assediar e abusar da vítima. Uma pessoa intolerante com as diferenças considera ruim o fato de ser diferente. Crianças socialmente vulneráveis, especialmente vítimas provocadoras, geralmente se sobressaem e são consideradas diferentes. Os colegas de Ivan, por exemplo, repetidamente o chamam de "diferente", de maneira sarcástica e hostil. Naturalmente, quando um agressor considera outra criança diferente de maneira negativa e sem valor, encarrega-se de ajudar a isolar e excluir a vítima inferior.

Questões familiares

Agora que já discutimos os vários papéis desempenhados pelos agressores e vítimas, e os tipos de comportamentos agressivos, é possível que você imagine como uma criança pode desenvolver essa atitude de desprezo e tornar-se um agressor. Certamente, atitude é tudo. Tanto a criança socialmente vulnerável quanto o agressor podem ter atitudes negativas. A negatividade da criança socialmente vulnerável reflete seus problemas, frustrações e vitimização pelos colegas. Conseqüentemente, sofre de ansiedade, depressão, esquiva social, ou os três problemas juntos. A atitude negativa do agressor, entretanto, supondo que seja popular e não sofra de baixa auto-estima, muito provavelmente reflete a emoção do ambiente familiar. Essa emoção é geralmente expressa na forma de raiva, hostilidade e cinismo para com os outros. Fazer de alguém um bode expiatório é comum tanto fora quanto dentro da família (Olweus, 1993; Patterson, 1982). Portanto, não é surpreendente que o ambiente familiar sirva de incubadeira para o desprezo entre as crianças.

Recentemente, Ivan fez amizade com outra criança na escola, mas ficou inconsolável ao saber que a mãe da criança recusou-se a deixar Ivan brincar com ele. Na verdade, ela disse ao filho: "Fique longe daquele menino problemático, ele só vai deixar você envergonhado". A mãe nem tinha sido apresentada a Ivan, mas, mesmo assim, desprezava-o.

Compreendendo o comportamento agressivo

Além de desprezo, famílias de crianças agressivas geralmente apresentam níveis elevados de conflito e comportamento agressivo. Nessas famílias, os relacionamentos entre pais e filhos são descritos como muito controladores e, com freqüência, são utilizados métodos disciplinares punitivos (físicos e/ou excessivamente emocionais). A criança aprende, por meio dos exemplos dos pais, que os comportamentos agressivos e rebeldes são maneiras eficazes de controlar as pessoas e de conseguir o que querem.

É importante ter em mente que o conflito familiar sozinho não pode prever totalmente os comportamentos agressivos das crianças. De fato, a combinação de altos níveis de conflito familiar e baixos níveis de apoio dos pais torna o comportamento agressivo mais provável. Nas famílias de crianças agressivas, muitas vezes, falta calor humano, empatia e orientação. Tende a ocorrer também falta de pulso firme e de limites saudáveis por parte dos pais (Olweus, 1993).

Logicamente, nem toda criança com atitudes negativas, conflitos familiares e falta de apoio se tornará um agressor. Também depende do temperamento da criança. Por exemplo, uma criança com temperamento mais forte tem mais probabilidade de externar (extravasar) as circunstâncias adversas do seu ambiente familiar do que uma criança de temperamento mais contido e passivo. E, mesmo quando todos os fatores contribuem para o desenvolvimento da agressão, um relacionamento familiar afetivo e seguro reduz em grande parte o risco de que a criança se envolva em comportamentos anti-sociais.

Como você pode ver, o desenvolvimento de comportamentos agressivos envolve uma interação complexa de fatores. Compreender a agressão é uma coisa, proteger seu filho é outra coisa e, logicamente, muito importante.

A realidade sobre contar e fazer parar a agressão

As crianças que são agredidas geralmente relutam em narrar seus problemas para os adultos por diversas razões. Por exemplo, Jaime guarda isso para si por causa de sua indiferença com os colegas. Talita, apesar de querer muito pertencer ao grupo, não sabe como pedir ajuda, e fica mais retraída. Rafael e Ivan esforçam-se para informar aos adultos; contudo, os educadores e os funcionários da escola subestimam ou ignoram seus problemas, e continuam a culpar as vítimas. Rafael isola-se para evitar a rejeição. Ivan faz o mesmo, pois teme arranjar problemas e ser rotulado de "dedo-duro". É evidente que a escassez de relatos sobre agressão não significa que ela não exista.

Até mesmo quando educadores e funcionários da escola tentam intervir, seus esforços são, em geral, ineficazes, e resultam em mais agressão. Primeiramente, os educadores e funcionários da escola podem tentar trabalhar com a formação do caráter e a reconciliação com os colegas. A formação do caráter não funciona, pois o agressor socialmente esperto sabe aparentar bom caráter, e geralmente se faz passar por aluno-modelo. Esforços para a reconciliação também não resolvem. Lembre-se, *bullying* diz respeito a desequilíbrio de poder. Em uma situação na qual o agressor e a vítima estejam na mesma sala, além de o agressor socialmente esperto saber o que dizer, ele convence o adulto e, ao mesmo tempo, intimida a vítima (com linguagem corporal não-verbal). Ele ainda culpa a vítima por esse confronto desnecessário, e, no futuro, será mais criativo nos seus esforços para assediar sem ser notado.

E quanto ao pessoal da escola entrar em contato com os pais do agressor? (O que, a propósito, raramente acontece.) O agressor mudará a história e, logicamente, seus escudeiros o apoiarão. Em

Compreendendo o comportamento agressivo

quem os pais irão acreditar? No filho inteligente e popular, que nunca faz nada errado, ou naquela vítima "problemática" socialmente vulnerável? No máximo, os pais do agressor dirão ao filho para ficar longe da criança, pressupondo que a culpa é da vítima.

Se seu filho está sendo agredido, provavelmente você sabe que a conspiração é profunda. O ambiente agressivo somente será mudado quando os adultos mudarem suas atitudes em relação aos sinais, sintomas e impactos que a agressão exerce. Para identificar, interferir e prevenir a agressão é necessária uma abordagem sistemática que envolva as crianças (vítimas, agressores, espectadores e defensores), os pais, os professores, os educadores e o pessoal da escola, num trabalho em conjunto. Mas, no momento, começa com você: você pode dar início ao processo, identificando alguns sinais precoces que podem indicar se seu filho é vítima de agressão (Coloroso, 2003; Sprague e Walker, 2005). Se seu filho sofre com agressões físicas ou psicológicas, pode acontecer o seguinte:

- ❖ Pertences perdidos ou danificados (roupa, aparelhos eletrônicos ou livros escolares).
- ❖ Ferimentos (com histórias que não parecem verdadeiras).
- ❖ Esquiva ou fuga social, solidão ou isolamento.
- ❖ Tristeza, mau humor ou crises de choro repentinas.
- ❖ Postura ou temperamento nervoso, pessimista, negativo e extremamente crítico.
- ❖ Raiva, cólera ou impulsos explosivos.
- ❖ Perda de interesse na escola, esportes ou atividades da comunidade.
- ❖ Ansiedade por separação, recusa em ir à escola.
- ❖ Ansiedade, preocupação ou queixas somáticas.
- ❖ Problemas de sono (dificuldade de cair no sono ou em continuar dormindo; cochilos freqüentes).
- ❖ Bater, xingar ou atacar (especialmente irmãos menores).

- Bens sumidos de casa (como dinheiro ou jóias).
- Alterações no apetite.
- Problemas urinários (inclusive relutância em usar o banheiro da escola ou de outros lugares).

Resumo

Neste capítulo, você aprendeu a diferença entre provocação e agressão, sobre os diferentes tipos de comportamentos agressivos, a dinâmica da agressão e alguns sinais de que o seu filho esteja sendo vítima de *bullying*. No capítulo 5, mostraremos como seu filho pode desenvolver maior competência social e melhorar o relacionamento com os colegas. Isso pode ser feito, primeiro, auxiliando-o a administrar a timidez natural, a ansiedade social e/ou a esquiva. Nos capítulos 6, 7 e 8 abordaremos alguns problemas sociais mais pronunciados que têm sua origem nos principais tipos de relacionamento social, e a experiência de ser agredido.

5

O que fazer quando seu filho é tímido ou socialmente ansioso

Deixei que Isabelle ficasse comigo por uns minutos na festa, depois ela foi brincar com duas crianças. Nunca pensei que isso pudesse acontecer.

KAREN

OBJETIVOS DO CAPÍTULO

Neste capítulo, você aprenderá sobre:

- ❖ Princípios norteadores para ajudar seu filho a se tornar socialmente mais seguro.
- ❖ Como planejar um programa passo-a-passo para abordar as necessidades sociais exclusivas de seu filho.
- ❖ Estratégias de *coping* (artifícios usados para tolerar eventos estressantes) específicas para administrar as principais formas de timidez ou ansiedade social em crianças e adolescentes.

Prepare-se

Neste capítulo, discutiremos os princípios norteadores para cada tipo de timidez ou ansiedade social, que o ajudarão a maximizar o desenvolvimento de seu filho para que ele se torne mais determinado, confiante, calmo ou motivado. Cada um dos princípios é ampliado no princípio seguinte, sem considerar a forma específica de timidez ou ansiedade social do seu filho.

102   TIMIDEZ – Como ajudar seu filho a superar problemas de convívio social

Então, está preparado? É hora de reunirmos tudo isso para ajudar seu filho a superar a timidez ou a ansiedade social. Antes de qualquer coisa, lembre-se que cada criança tem seu próprio ritmo. Desenvolva gradualmente a confiança do seu filho ajudando-o a dar pequenos passos. Nós o guiaremos em todo o trajeto usando exemplos reais, analisando planos passo a passo para ajudar quatro crianças a se tornarem mais tranqüilas e confiantes em situações sociais. Começaremos com o plano de Karen e Luiz para ajudar Isabelle a se envolver socialmente.

Isabelle: adaptação

No primeiro capítulo, como você pode lembrar, Isabelle é uma menina de 7 anos, doce, sensível e tímida. Ela gosta muito de brincar com o pai ou com a melhor amiga Lili, que mora no mesmo bairro. Mas, quando duas ou mais crianças estão envolvidas, Isabelle fica assustada. A mãe, Karen, explica que a atitude de Isabelle transforma-se repentinamente de divertida e alegre em assustada e chorosa. Às vezes, depois de muito incentivo, Isabelle aproxima-se de outra criança, mas imediatamente se retrai se alguém mais se junta a elas. Isabelle também teme situações e atividades novas, como festas de aniversário e reuniões familiares. Raramente participa de atividades na escola ou extra-curriculares. Se seu filho é como Isabelle, você deve ter diversos objetivos em mente. Karen e Luiz querem que Isabelle seja capaz de:

- ❖ Experimentar novas atividades sem problemas.
- ❖ Permanecer em situações sociais mesmo que fique ansiosa.
- ❖ Participar mais plenamente de atividades sociais.
- ❖ Tomar a iniciativa com outras crianças.

O que fazer quando seu filho é tímido ou socialmente ansioso 103

Para ajudar Isabelle, Karen e Luiz dividiram os objetivos mais amplos em passos específicos, concretos e manejáveis, denominados "exposições", que são situações reais que ajudam as crianças a dominar os próprios anseios enfrentando-os e sentindo-os (Eisen e Engler, 2006). Isabelle precisa aprender que não há importância no fato de ficar nervosa durante os confrontos sociais. Precisa dar-se a chance de permanecer na situação, aceitar a ansiedade, acalmar-se e conseguir algum sucesso social. Quando Isabelle evita ou afasta-se das situações que teme, tudo o que consegue lembrar é o quanto ficou com medo, e é essa sensação desagradável que sustenta sua ansiedade e incentiva-a a evitar situações semelhantes no futuro.

Vamos analisar a lista de objetivos sociais de Isabelle, que podem servir a ela como possíveis exposições.

Objetivos sociais de Isabelle

Atividades no bairro

- ✧ Convidar uma amiga para brincar (na escola ou pelo telefone).
- ✧ Visitar uma amiga (data pré-planejada ou visita espontânea).
- ✧ Brincar com duas crianças ao mesmo tempo (em casa ou na casa de amigos).

Eventos sociais

- ✧ Comparecer e participar de festas de aniversário.
- ✧ Comparecer e participar de refeições em restaurantes.
- ✧ Comparecer e participar de reuniões familiares.

Situações na escola

- ❖ Responder perguntas em sala ao ser chamada.
- ❖ Levantar a mão e apresentar-se para responder a uma pergunta em classe.
- ❖ Brincar com duas crianças ao mesmo tempo.
- ❖ Reunir-se a um grupo.
- ❖ Pedir ajuda à professora.

Atividades extracurriculares

- ❖ Comparecer e participar de jogos e treinos de futebol.
- ❖ Comparecer e participar de uma nova atividade (aulas de natação).

Agora, você já está pronto para montar uma lista de objetivos sociais semelhantes para seu filho. Primeiro, pense em todos os lugares e situações sociais específicas nas quais você gostaria que seu filho fosse capaz de se envolver mais ativamente. Depois, divida cada uma das situações em uma série de pequenos passos. Certifique-se de que ele primeiro observe (se necessário), depois compareça, e, finalmente, participe de cada situação gradualmente.

Se seu filho é como Isabelle, você precisa ampliar o nível atual de sociabilização do seu filho. Isabelle brinca com a amiga Lili, vai à escola e, por fim, comparece às atividades extracurriculares e sociais; ela está tentando e deseja participar mais plenamente. Se persistirem, a ansiedade e a falta de participação de Isabelle podem levar à esquiva social. Vamos revisar três princípios norteadores fundamentais que ajudarão seu filho a melhorar as interações sociais e a superar a timidez ou ansiedade social: 1) ser proativo, 2) ser paciente e 3) estar preparado.

Ser proativo

Ser proativo é pensar à frente e planejar para facilitar as interações sociais positivas de seu filho. É preciso aceitar e respeitar a timidez de seu filho. Isso significa levar sempre em conta sua tendência à adaptação mais lenta, ao isolamento e à observação antes de participar. Se seu filho é como Isabelle, a participação dele em qualquer atividade nova ou evento social exige muito planejamento de sua parte. O ritmo acelerado de vida da família moderna pode dificultar muito conseguir todo o tempo necessário para permitir que cada situação social aconteça sem problemas. Por causa da limitação de tempo, você pode, na realidade, querer que seu filho simplesmente se adapte e lide com as situações naturalmente. Quando ele não faz isso, você fica esperando ou achando que ele se adaptará melhor da próxima vez. Mas, no íntimo, sabe que, sem planejamento prévio, isso é pouco provável.

Às vezes, a própria personalidade ou sua maneira de educar podem afetar o modo como você vê a timidez de seu filho. Karen, uma pessoa sociável e que se autodenomina extrovertida, tinha dificuldade de aceitar a timidez de Isabelle, e empenhava-se ao máximo para fazer Isabelle participar. Quando Karen forçava para que participasse, porém, Isabelle fechava-se. Luiz, entretanto, é quieto e sensível por natureza. Compreende o problema de Isabelle e toma cuidado para não perturbá-la. Mas Luiz também não apresentava a ela nenhum desafio. Uma abordagem intermediária pode ser mais eficaz para ajudar as crianças a superarem a timidez. Ao usar essa abordagem, você precisará seguir nosso próximo princípio: *ser paciente.*

Ser paciente

Uma coisa é compreender e aceitar a timidez do seu filho, outra bem diferente é permanecer calmo quando, em situações sociais, ele fica paralisado ou se transforma. Logicamente, nos sentimos frustrados e constrangidos, possivelmente pensando que ele está se comportando daquela maneira de propósito. Aceitar a timidez do seu filho diminui a probabilidade de você considerar o comportamento do seu filho intencional ou manipulador, mas não torna, necessariamente, as reações intensas do seu filho mais fáceis de serem administradas. E, logicamente, à medida que a sua paciência diminui, o comportamento dele tende a piorar. O que os pais devem fazer? Infelizmente, a reação comum é deixar que o filho se afaste precocemente da situação ou evento.

Quando isso acontece, você não pode evitar ficar ressentido com a criança. Mas lembre-se, se seu filho for como Isabelle, ele provavelmente sofre de distorções cognitivas (ver capítulo 1). Uma dessas distorções é a personalização, o que significa que ele considera que o resultado desagradável (o fato de ter se afastado precocemente da situação) é culpa totalmente dele. É capaz de ser tão rígido consigo mesmo que reprimendas ou punições têm muito pouco valor, e somente pioram a situação.

A outra distorção cognitiva que ele pode apresentar é o pensamento "tudo ou nada". O afastamento precoce incentiva seu filho a pensar que, por ele não ter permanecido durante todo o evento, a situação como um todo foi um fracasso. Avaliar os resultados dessa maneira pode levar à maior recusa e esquiva social. E, para limitar isso, seu filho precisa permanecer na situação até mesmo quando pensa que não consegue. É preciso que permaneça lá mesmo, que esteja inconsolável e chamando muita atenção para si. Aqui é onde entra a paciência.

Ser paciente significa supor que seu filho ficará assustado, que chorará, ficará paralisado ou terá acessos de raiva; ou se recusará a comparecer ou a participar (tornando-se inconsolável ou contestador). Como você sabe, ser constantemente paciente não é uma tarefa fácil. Daí a importância de *estar preparado*.

Esteja preparado

Quando se planeja um jantar ou férias em família, preparação significa sucesso. Você convidaria amigos para jantar sem planejar o cardápio, fazer as compras e preparar a comida? Você viajaria para um lugar muito conhecido sem fazer as reservas? É lógico que não. Vamos analisar como sua preparação pode contribuir nessa tarefa de ajudar seu filho a se tornar mais socialmente ativo e menos medroso.

Experimentar atividades novas. Ajudar seu filho a experimentar diversos novos eventos sociais, como festas de aniversário, reuniões familiares e atividades extracurriculares é parte importante do progresso. Os parágrafos a seguir apresentam diversas dicas que ajudarão seu filho a se sentir mais à vontade para experimentar novas atividades.

Eduque seu filho. Ajude-o a compreender o próprio temperamento tímido e de lenta adaptação. Mostre que ele pode primeiro observar e depois ter um tempo antes de participar. Ajude-o a se sentir seguro, sem a pressão de ter de se adaptar rapidamente ao grupo. Se necessário, concorde em ficar por perto, contanto que ele não fique grudado em você. É possível também apontar outras crianças que, da mesma maneira, não estão dispostas a participar. Isso o ajudará a se sentir menos sozinho e pessimista quanto à própria postura.

Enfatize a participação. Crianças como Isabelle podem não conseguir visualizar a própria participação em uma nova atividade, e então se fecham. Não prometa que ela não terá de participar. Ao contrário, simplesmente deixe isso para ela resolver. Dessa maneira, você ajudará seu filho a se sentir no controle. À medida que ele se sentir seguro, há maior possibilidade de que tome medidas mais audaciosas.

Enfatize pequenos sucessos. Se o estilo de seu filho for o do pensamento "tudo ou nada", qualquer decepção demonstrada por você, verbal ou não-verbal (como, por exemplo, suspirar), será interpretada por seu filho como um fracasso. Se você conseguir encontrar algo para elogiar, até mesmo pequenos êxitos ou pequenos passos na direção certa criarão o impulso para que ele aceite desafios maiores.

Faça sua lição de casa. Quando estiver para acontecer um novo evento social, como uma festa de aniversário ou um jantar num restaurante, deixe que seu filho analise o local antes. Ajude-o a se acostumar com o ambiente. Deixe que ele veja onde se sentará, e converse com ele sobre o que fará. Enfatize os pontos interessantes do evento (por exemplo, a presença do melhor amigo, o prato favorito ou a atividade preferida). Observe todos os aspectos do local que possam fazer que seu filho se assuste (música alta, por exemplo), e pense em uma maneira de minimizar esse impacto. Antes de inscrevê-lo em qualquer atividade realizada em grupo, pense em inscrevê-lo primeiramente em aulas particulares.

Pense em recompensas eventuais. Recompensa não é o mesmo que suborno. Conceder um privilégio (como assistir televisão) para fazer que a criança interrompa a manifestação de um mau comportamento é um exemplo de suborno. E não é uma técnica eficaz. Na realidade, esse tipo de acordo pode, de fato, aumentar a probabilidade de a criança escolher o comportamento errado novamente. Uma recompensa, contudo, é uma conseqüência positiva para um comportamento adequado, e aumentará a probabilidade de que a criança escolha o comportamento positivo novamente. Uma recompensa pode ajudar seu filho a se esforçar para superar a timidez ou a ansiedade social. Na realidade, uma pequena recompensa planejada com antecedência pode fazer toda a diferença para que seu filho experimente situações sociais novas.

Você não precisa gastar muito dinheiro. Recompensas podem ser pequenos itens acessíveis (por exemplo, figurinhas para colecionar, adesivos e acessórios para o cabelo) e/ou atividades sociais ou familiares (por exemplo, ter permissão para alugar um vídeo, ficar acordado até mais tarde, assistir televisão ou usar o computador), e muitos elogios. As recompensas devem ser dadas depois da exposição finalizada e bem-sucedida, o que significa apenas passar pela situação mesmo que se sinta nervoso ou desconfortável. Enquanto a criança está lidando com a exposição, é esperado e permitido que ela sinta ansiedade social. Quando, após algumas vezes, seu filho consiga ultrapassar a dificuldade de se expor, é possível que ele comece a lidar com situações semelhantes sem precisar de recompensa.

Permanecer na situação social mesmo quando ansioso. Fazer seu filho comparecer às reuniões sociais é uma coisa. Ajudar para que ele permaneça lá quando fica ansioso é outra bem diferente. Você pode usar as estratégias a seguir para ajudar seu filho a enfrentar os eventos sociais que provocam ansiedade. Antes de usá-las durante as exposições, faça que seu filho pratique essas estratégias até que as aprenda bem.

Exercícios de respiração profunda. Respirar profundamente é uma das maneiras mais fáceis e mais eficazes de acalmar as crianças quando estão estressadas. Achar uma maneira de acalmar é especialmente importante, já que a ansiedade social agrava-se rapidamente. Você pode ajudar seu filho a relaxar fazendo-o seguir nossa seqüência de quatro passos (Eisen e Engler, 2006):

1. Peça a seu filho para inspirar. Ele deve inspirar devagar e profundamente pelo nariz. Conte até três em voz alta para que ele acompanhe o ritmo.
2. Peça que expire. Ele deve expirar pela boca, devagar e suavemente. Conte até três em voz alta para que ele acompanhe o ritmo.
3. Ajude-o a praticar os exercícios de respiração até que consiga inspirar e expirar no momento certo.
4. Ajude-o a controlar os exercícios de respiração em situações de baixa ansiedade antes de se expor a situações de maior ansiedade.

Relaxamento muscular profundo. O relaxamento muscular profundo consiste em primeiro tensionar diferentes grupos de músculos e depois relaxá-los. A idéia é que é impossível ficar tenso e relaxado ao mesmo tempo, e, se seu filho conseguir diferenciar essas duas coisas, conseguirá o relaxamento, levando-o a se sentir mais sob controle. Esses exercícios (adaptados de Ollendick e Cerny, 1981) também são uma excelente maneira de ajudar seu filho a lidar com a raiva. Você pode ajuda-loa relaxar fazendo-o seguir esta seqüência de quatro passos:

1. Demonstre a seu filho como tensionar e relaxar cada um dos grupos musculares (veja abaixo). Faça que ele tensione por três segundos, e relaxe por três segundos. Quando relaxar, faça que relaxe o máximo possível. Ele deve aprender a experimentar uma sensação de calma e alívio depois de

cada exercício. Abaixo, você encontrará uma lista de grupos musculares para seu filho tensionar e relaxar. Você pode fazer seu filho praticar todos os grupos de músculo ou usar apenas aqueles em que é mais sensível (como o estômago). Cada grupo muscular possui diversos exercícios possíveis. Experimente-os com seu filho para saber quais ele prefere.

a) Mãos e braços
- Apertar os punhos.
- Mostrar os músculos do braço (bíceps).
- Esticar os braços acima da cabeça.

b) Ombros
- Tensionar os ombros.
- Levantar os ombros até as orelhas.
- Esticar os braços para baixo.

c) Boca
- Apertar os lábios.
- Abrir bem a boca.

d) Barriga
- Puxar a barriga para dentro.
- Prender a barriga.
- Contrair os músculos da barriga.

e) Cabeça
- Levantar as sobrancelhas.
- Franzir o nariz.
- Franzir a testa.

112 — Timidez – Como ajudar seu filho a superar problemas de convívio social

f) Pernas e pés
- ❖ Pressionar os pés no chão.
- ❖ Esticar as pernas.
- ❖ Dobrar os dedos dos pés (para cima e para baixo).

2. Ajude-o a praticar até que consiga fazer os exercícios no momento certo, quando você pedir.

3. Ajude-o a usar os exercícios ao enfrentar situações sociais que o deixam ansioso; eles podem ajudá-lo a evitar chorar, a ficar paralisado ou a ter um impulso explosivo.

4. Ajude-o a realizar os exercícios em simples situações antes de se expor a situações de maior ansiedade.

Use distração. Em situações nas quais os exercícios de relaxamento podem não resolver, é possível também pensar em maneiras para distraí-lo, como livros, revistas e pequenos brinquedos para mantê-lo ocupado. A distração pode ajudar seu filho a permanecer nas situações difíceis, mantendo-o temporariamente ocupado. É importante lembrar, no entanto, que a distração é outra forma de evitar o comportamento. A distração minimiza a possibilidade de que seu filho sinta medo e aprenda que pode sobreviver a isso, o que é necessário para que supere a ansiedade social. Assim, recomendamos que permita que seu filho se distraia somente como primeira etapa para a superação de uma exposição difícil. Depois, faça seu filho completar a mesma exposição sem permitir que se distraia. É mais difícil, mas é essencial que seu filho seja capaz de superar completamente a ansiedade.

Molde o comportamento do seu filho. A idéia por trás de moldar o comportamento é dar a seu filho muita atenção positiva (elogios) por se comportar adequadamente, e mínima atenção a comportamentos inadequados ou temidos. A essa altura, seu filho pode receber muita atenção (positiva ou negativa) para comportamentos socialmente ansiosos, e isso, no final, ajuda a manter a ansiedade. Em vez disso, tente virar o jogo e dê mais atenção aos esforços que ele faz para lidar com a timidez e/ou ansiedade social. Você pode moldar o comportamento do seu filho ao seguir a nossa seqüência de três passos (Eisen e Engler, 2006):

1. Dê atenção e elogie os esforços do seu filho para lidar com a timidez ou com a ansiedade social.

2. Deixe seu filho saber que você compreende que ele tem medo, sem dar atenção aos comportamentos de medo. Por exemplo, se seu filho tiver um impulso explosivo e insiste em deixar a festa de aniversário, você pode dizer algo como: "Sei que você está com medo de ficar aqui, mas não posso falar com você até que se acalme". Certifique-se de usar uma voz calma e neutra.

3. Faça o possível para ignorar os comportamentos inadequados ou de medo, tendo em mente que ficar ansioso é parte natural do processo. Esteja preparado para isso. Ajude-o a se acalmar, encorajando-o a usar a respiração, o relaxamento e também a distração. Enfatize os esforços de seu filho para se acalmar em vez de enfocar os impulsos explosivos ou o pânico que os precedem.

Participar mais plenamente das atividades sociais. Quando seu filho for capaz de permanecer nas situações sociais, você já poderá concentrar seus esforços em ajudá-lo a participar das atividades propostas nesse tipo de situação de modo mais pleno. Se seu filho é como Isabelle, juntar-se a um grupo e brincar com duas outras crianças ao mesmo tempo provavelmente são suas principais preocupações. Como você sabe, Isabelle sente-se muito feliz ao se sociabilizar com apenas uma criança, mas demora quando isso envolve duas ou mais crianças. Simplesmente, não sabe o que dizer ou fazer e, rapidamente, fica assustada. Ensinar a seu filho algumas habilidades sociais básicas e praticar com ele pode ajudar a desenvolver a confiança de que ele precisa para lidar mais facilmente com situações assustadoras.

Formas de participação não-verbais. Como primeiro passo, ajude seu filho a participar de situações em grupo não estruturadas, nas quais o diálogo seja mínimo. Por exemplo, participar de um jogo não competitivo com as crianças da vizinhança, juntar-se a um grupo de crianças para brincar no recreio ou participar de atividades programadas em uma festa. Explique que ele poderia apenas acompanhar os coleguinhas nessas atividades. Ensine a seu filho a importância de mostrar interesse, consentindo com a cabeça, sorrindo e mantendo contato visual constante. Mostre como outro membro da família reage quando você ouve atentamente e quando você perde o interesse. Ajude seu filho a praticar essa habilidade, e peça aos membros da família para que enfatizem os esforços dele com comentários construtivos e muitos elogios.

Pratique em situações reais, familiares e estruturadas. Como você pode lembrar, Isabelle sente-se à vontade ao interagir com a melhor amiga, Lili, na vizinhança. Por essa razão, Karen incen-

O que fazer quando seu filho é tímido ou socialmente ansioso 115

tivou Isabelle a praticar as habilidades auditivas com Lili. Como primeiro passo, Karen pediu que Isabelle perguntasse a Lili: "Você gostou do filme?" Você pode optar por fazer o mesmo com seu filho. Em uma situação confortável para ele, use linguagem corporal não-verbal positiva (um sorriso, um piscar de olhos ou sinal de positivo) para guiar as interações do seu filho. Com a repetição dessa prática, usando os melhores amigos ou membros da família, seu filho logo será "mestre em ouvir". Em seguida, você poderá acrescentar outro colega ao grupo.

Componha um trio fantástico. Crianças como Isabelle podem ser teimosas e ficam apavoradas ao interagir com duas ou mais crianças ao mesmo tempo. Por isso, tenha o maior cuidado ao ajudar seu filho a encontrar o terceiro amigo para completar o trio, e desenvolver a segurança social. O terceiro membro ideal deve ser suficientemente sociável para manter as conversas, mas também de temperamento suficientemente calmo para tolerar a ansiedade, a frustração ou a esquiva repentina do seu filho. Pense nas crianças da redondeza, parentes ou amigos da família. Seu objetivo é ajudar seu filho a inicialmente tolerar, e, por fim, aceitar outro membro no seu pequeno grupo. Continue a enfatizar a participação não-verbal e a permanência no grupo. Incentive a respiração e o relaxamento, e use recompensas eventuais conforme a necessidade. Continue praticando até que seu filho fique à vontade ao participar de grupos pequenos e a ouvir os outros, e não se sinta pressionado a falar.

Pratique habilidades de conversação. Você pode ajudar seu filho a mostrar interesse pelas pessoas fazendo perguntas sobre elas, além da comunicação não-verbal. Reproduza diálogos e pratique com seu filho, mostrando a ele como você pode manter uma conversa ao fazer essas perguntas. Depois de praticar repetidamente, troque os papéis e peça que seu filho faça perguntas a você para manter a conversa. Elogie seus esforços e cumprimente-o pelas novas habilidades de conversação que desenvolveu. Ajude-o a montar uma lista de assuntos favoritos para discutir com outras crianças. Em seguida, leve-o a praticar primeiro com uma criança e depois com pequenos grupos, enquanto você o incentiva com comentários não-verbais. Use amigos, parentes e colegas mais reservados em ambientes seguros e tranqüilos, como no seu bairro ou em outros locais preferidos. À medida que seu filho se torna cada vez mais confiante, incentive-o cada vez menos e, no final, retire-se dessas interações. Esses exercícios desenvolverão a confiança de seu filho na habilidade de entrar em um grupo.

Tomar a iniciativa com outras crianças. É muito mais difícil entrar em um grupo já estabelecido que aceitar outra criança em uma dupla já existente. Antes de você ajudar seu filho a transpor mais essa barreira, ajude-o primeiro a tomar iniciativa de pequenas maneiras. Em casa, por exemplo, incentive-o a convidar um amigo para brincar. Se necessário, divida isso em pequenas exposições, faça você a ligação, peça que seu filho diga apenas "olá" e, depois de ter iniciado a conversa, fique perto enquanto ele fala com o amigo. Depois que ele houver praticado esse tipo de interação diversas vezes, incentive seu filho a ter mais responsabilidade, pedindo que ele inicie o convite. Deixar mensagens em secretárias eletrônicas também conta. (Até adultos ficam ansiosos com esse tipo de situação que "pressiona".)

Na escola, desenvolva um sistema de monitoramento (com recompensas em casa) com a professora para acompanhar a freqüência com que seu filho cumprimenta as outras crianças, pede

O que fazer quando seu filho é tímido ou socialmente ansioso 117

ajuda, levanta a mão ou se junta a um grupo. Quando estiver fora de casa, incentive seu filho a pedir a própria comida em um restaurante ou a pedir ajuda para localizar um brinquedo em uma loja. Não deixe que seu filho se esconda atrás de você, mas aceite qualquer esforço da parte dele, como um sussurro ou gesto, especialmente no início. Com o tempo, atitudes como essas ajudarão seu filho a se tornar socialmente mais confiante nessas situações.

Quando seu filho estiver pronto, ajude-o a se juntar a um grupo de crianças que ele conheça, em ambientes seguros e tranqüilos, como o parque do bairro, uma festa em família ou a piscina do clube. Nesses ambientes, ajude seu filho a se juntar a um grupo incentivando-o a sorrir e a usar outras formas não-verbais de participação. Enfatize a permanência junto ao grupo por breves intervalos de tempo. Incentive-o a usar os exercícios de respiração e relaxamento, e prepare-se para usar as recompensas eventuais e imediatas para ajudá-lo, conforme a necessidade. Ajude-o a praticar fazendo perguntas, buscando informações e expressando admiração. À medida que a confiança do seu filho cresce, ele pode seguir essa seqüência enquanto tenta se juntar a grupos de crianças que não conhece bem. Reproduza diálogos e pratique com membros da família como ele pode pedir para se juntar a um grupo e como pode lidar com respostas não muito receptivas. Continue a criar novos ambientes sociais para que você possa ajudá-lo a praticar, preparar (lembrar a ele o que fazer) e aperfeiçoar (dominar) suas habilidades. Com paciência e persistência, observe o estilo lento de se adaptar de seu filho, para desabrochar com a segurança social recém-desenvolvida.

A seguir, abordaremos o tipo "introvertido" com nossa história real apresentada no primeiro capítulo, sobre Eduardo e seus pais, Walter e Lorena.

Eduardo: tornando-se mais confiante

Eduardo, como você pode lembrar, é um menino de 10 anos, inteligente, agradável e gentil, que vai bem na escola, é um excelente atleta e é benquisto pelos colegas e professores. Mas Eduardo preocupa-se em não cometer erros, quer que todos gostem dele, e é extremamente autocrítico. Ele é naturalmente bem-sucedido nos trabalhos escolares e nos esportes, sem muito esforço; entretanto, retrai-se e fecha-se se comete um único erro. Walter e Lorena comentam que Eduardo parece duas pessoas diferentes. Em casa, é tranqüilo e confiante, e tem bom senso de humor. Longe de casa é invadido pela insegurança e baixa auto-estima.

Se seu filho é como Eduardo, você deve ter muitos objetivos em mente. Walter e Lorena querem que Eduardo seja capaz de:

- ✧ Preocupar-se menos em não cometer erros.
- ✧ Ter mais confiança ao praticar esportes.

Como Karen e Luiz fizeram com Isabelle, Walter e Lorena dividiram seus objetivos mais amplos em passos específicos, concretos e manejáveis. Vamos examinar a lista de objetivos de Eduardo, que pode servir como uma lista de possíveis exposições.

Lista do "controle" de Eduardo

Escola e situações sociais

- ✧ Ter iniciativa para responder perguntas em classe.
- ✧ Pedir auxílio.
- ✧ Enfrentar se ocorrer um problema.

Esportes

- ❖ Praticar esportes com confiança.
- ❖ Participar das competições com confiança (sem a família presente).
- ❖ Participar das competições com confiança (com a família presente).

É possível que você queira fazer uma lista semelhante para seu filho. Pense em todas as situações sociais e lugares específicos em que você gostaria que ele fosse capaz de permanecer sob controle com mais eficácia. Pode ser que você precise dividir algumas situações em diversos passos menores.

Diferentemente de Isabelle, Eduardo não evita as situações sociais. Ele participa regularmente da escola e dos esportes, mas não se empenha muito por medo de cometer erros e/ou de não conseguir a aprovação dos pais, professores e instrutores. Ainda assim, nossos três princípios norteadores (ser proativo, ser paciente e estar preparado), e as respectivas estratégias aplicam-se a ele. Mais importante ainda é que Eduardo pode também se beneficiar de um quarto princípio norteador. Ele precisa aprender a *pensar de maneira mais realista sobre suas expectativas* de sucesso, e compreender melhor sua forte necessidade de aprovação. E isso começa com a análise das expectativas dos pais.

Ficar atento às suas expectativas

Se seu filho é como Eduardo, você pode pensar por que ele é tão querido pelos outros, mas se sente completamente incapaz. Essa reação é característica inconfundível de uma criança introvertida. Por que Eduardo é assim? Primeiro, vamos analisar de perto as expectativas de Walter e Lorena sobre o filho.

Walter é muito impetuoso e competitivo. Por um lado, aprecia bastante a inteligência e o interesse pelos esportes do filho. Entretanto, subestima o grau de introversão de Eduardo. Walter sabe do que Eduardo é capaz, acredita que deveria ter um desempenho melhor, e fica frustrado quando vê que se retrai. Walter acha que os comentários críticos ocasionais que faz forçam Eduardo a ter mais sucesso. O que ele não gosta, no entanto, é que não consegue forçar o filho a desenvolver o "instinto agressivo".

Lorena dá mais apoio, e, às vezes, é superprotetora. Sabe como Eduardo é duro consigo, e que não precisa que os outros o critiquem. Por isso, chega ao outro extremo, elogia demasiadamente Eduardo em tudo o que faz. O que Lorena realmente não gosta, entretanto, é que o elogio paternal freqüente e indefinido perca seu valor e não seja suficiente para ajudar Eduardo a desenvolver a auto-estima positiva.

Há, portanto, dois estilos de educação diferentes, ambos com a melhor das intenções. Um ensina Eduardo a enfatizar o negativo, e o outro subestima as dificuldades de Eduardo e, com isso, podem contribuir para seu sentimento de culpa por cometer erros. Vamos analisar como as expectativas de Walter e Lorena alimentam a introversão de Eduardo.

Conforme o primeiro capítulo, Eduardo apresenta duas distorções cognitivas importantes: o pensamento "tudo ou nada", que o leva a ver um único erro como evidência de fracasso, e um filtro negativo, que o faz ver somente o lado negativo de uma situação. No caso de Eduardo, não é que ele não consiga tolerar cometer erros. Ao contrário, para ele, cometer erros significa falta de aprovação das pessoas importantes. Por causa do filtro negativo de Eduardo, mesmo quando parece bem-sucedido, ainda assim enfatiza o negativo.

No fundo, Eduardo não pode sentir-se bem consigo mesmo a menos que tenha a completa aprovação de pessoas importantes na

O que fazer quando seu filho é tímido ou socialmente ansioso 121

sua vida. E, como você pode imaginar, é raro que uma pessoa consiga a completa aprovação de todos. Eduardo sempre foi introvertido, e continuará vulnerável enquanto precisar da aprovação positiva incondicional dos outros.

Se seu filho é como Eduardo, você deve prestar atenção à maneira como suas expectativas podem afetar o comportamento dele. Você também precisa ajudá-lo a aprender a avaliar as situações de maneira construtiva, e, o mais importante de tudo, aprender a se autovalorizar. Vamos ver como ajudar Walter e Lorena a atingir seus objetivos com Eduardo.

Preocupar-se menos com os erros cometidos.

Identifique pensamentos automáticos. O primeiro passo para ajudar seu filho introvertido a se tornar menos autocrítico é identificar os pensamentos automáticos (irreais). Perguntas e pensamentos automáticos são a maneira de nosso cérebro nos dizer que estamos ansiosos. Sem avisar, esses pensamentos surgem na nossa cabeça, fazem que nos sintamos desconfortáveis, e nos dizem que resultados ou eventos infelizes são inevitáveis. Vamos analisar algumas perguntas ou pensamentos automáticos introvertidos de Eduardo e examinar como ele se sente quando pensa daquela maneira.

Pensamento: [na escola] E se eu cometer um erro? E se eu entrar em apuros?
Sentimento: Ninguém mais vai gostar de mim.

Pensamento: [no jogo de futebol] E se perdermos o jogo? E se eu desapontar meu pai [ou treinador, ou time]
Sentimento: A culpa será minha.

Como você pode ver, a auto-estima de Eduardo está diretamente relacionada a seu desempenho ou, até mesmo, ao desempenho do time inteiro. O problema, contudo, é que não há verdade nas suas perguntas automáticas e, se isso não for contestado, essas perguntas continuarão a diminuir sua auto-estima. Vejamos a próxima etapa.

Conteste os pensamentos automáticos. Você pode ajudar seu filho a contestar seus pensamentos automáticos fazendo a ele perguntas baseadas em evidências retiradas de técnicas terapêuticas cognitivas comumente utilizadas (Beck, 1995; Friedberg e McClure, 2002).

- ❖ "Com que freqüência você comete erros (na escola ou nos esportes)?"
- ❖ "Qual foi a última vez em que você cometeu um erro?"

Você pode, também, fazer outras perguntas para ajudar seu filho a ver as situações com mais precisão. Por exemplo, se ele diz que comete erros "o tempo todo", você pode perguntar: "Quantas vezes você recebeu uma nota baixa em uma prova ou no boletim?".

Seu objetivo é ajudar seu filho a perceber que as coisas que o preocupam têm pouca ou nenhuma probabilidade de acontecer. Evite minimizar seus anseios dizendo, por exemplo: "Vai dar tudo certo" ou "Não se preocupe com isso". Esse tipo de consolo não deixa que ele vivencie o medo nem aprenda a questionar sozinho os pensamentos automáticos.

Conteste os sentimentos. Quando seu filho perceber que os pensamentos automáticos não são verdadeiros, estará pronto para contestar os sentimentos associados a esses pensamentos

O que fazer quando seu filho é tímido ou socialmente ansioso 123

ou situações. Você pode fazer qualquer uma das seguintes perguntas:

- ❖ "Alguém ficou bravo com você por dar um passe errado no jogo?"
- ❖ "Então, quem foi e como você sabe disso?"
- ❖ "Você perdeu algum amigo?"

O objetivo é ajudar seu filho a compreender o contexto mais amplo ("uma visão global") para que consiga avaliar de maneira mais realista seus pensamentos e sentimentos. Ao fazer isso, você o ajudará a compreender que, mesmo que cometa um erro, nada de terrível poderá acontecer. Incentive-o a ser o mais específico possível ao responder essas perguntas. Sentimentos, mesmo que sutis, geralmente não refletem a realidade, e podem ser generalizados de forma exagerada.

Diminua a responsabilidade pessoal quanto ao sucesso ou fracasso do grupo. Ser introvertido provém, em parte, de 1) aceitar toda a culpa pelo fracasso e 2) não perceber a contribuição de cada pessoa para o sucesso do grupo. A idéia é ajudar seu filho a compreender seu verdadeiro papel no resultado final do grupo. Você pode fazer uma das perguntas abaixo:

- ❖ "Você foi totalmente responsável por ganhar o jogo?"
- ❖ "Você perdeu o jogo sozinho?"
- ❖ "Se você de fato se sente assim, o que exatamente fez para causar isso?"

Faça o possível para guiar as respostas de seu filho de maneira que expressem os esforços dele e não o desempenho. Isso significa dar a ele o mínimo de atenção ao ficar muito excitado com o fato

124   TIMIDEZ – Como ajudar seu filho a superar problemas de convívio social

de ganhar, ou extremamente chateado por perder, e muita atenção quando disser que fez o máximo que podia.

Aceite resultados não tão perfeitos. Com bastante prática em situações sociais ou de desempenho reais, seu filho se preocupará menos com o fato de cometer erros, e se sentirá menos responsável pelos resultados negativos. No final, contudo, você também deve trabalhar para ajudar seu filho a aceitar os resultados não tão perfeitos. Essa não é uma tarefa fácil, já que seu filho é naturalmente introvertido. O que dificulta ainda mais é o fato de que vivemos em um mundo perfeccionista, mesmo que você mantenha sob controle suas expectativas sobre seu filho, os professores, instrutores e colegas podem não fazer isso. Para ajudá-lo a lidar com os próprios erros, incentive seu filho a usar uma das seguintes frases quando avaliar um resultado baseado em desempenho:

- ❖ "Contanto que eu faça o melhor possível, não preciso ser perfeito."
- ❖ "Tudo bem se eu cometer erros, todo mundo erra."

Lembre-se: seu filho não costuma pensar assim. No começo, ele pode opor-se a dizer isso ou, até mesmo, soar falso. Com o tempo, contudo, com seu apoio e sua orientação, ele acreditará no que diz.

Incentive auto-avaliações saudáveis (construtivas). Quando seu filho puder aceitar os resultados não tão perfeitos, estará pronto a avaliar as situações de maneira saudável. "Saudável" não significa simplesmente pensamentos positivos (ser positivo – por exemplo, dizendo: "Joguei muito bem!" – pode não ser realista ou preciso). O pensamento saudável (Kendall, 1992) permite à

O que fazer quando seu filho é tímido ou socialmente ansioso — 125

pessoa examinar situações de maneira construtiva, enfatizando o esforço e os pequenos êxitos, e sugerir um plano de ação quando necessário. O pensamento saudável ajudará seu filho a preservar a auto-estima, mesmo quando seu desempenho não for o ideal. Então, quando Eduardo fica aborrecido com o fato de não ter feito os gols desejados, dizendo: "Estraguei o jogo", Walter e Lorena podem incentivá-lo a dizer:

- ✧ "Fiz o que pude e não poderia ter feito melhor."
- ✧ "Consegui alguns bons passes." (pequenos êxitos)
- ✧ "Se estou decepcionado, tentarei fazer melhor da próxima vez, e vou praticar mais." (plano de ação)

Lembre-se: seu filho está acostumado a avaliar os resultados de maneira negativa. Espere essa negatividade, especialmente no começo, e diga: "Você consegue pensar sobre si mesmo de maneira melhor?" Oriente-o para que enfatize os próprios esforços, os pequenos sucessos, e o que fará diferente da próxima vez. Mais importante ainda, ajude-o a se habituar a dizer: "Tenho orgulho de mim mesmo". Associe seus elogios às auto-avaliações saudáveis dele e não ao desempenho.

Tornar-se mais confiante nos esportes. Agora que seu filho está se tornando menos introvertido na maneira de pensar, a prática em situações sociais ou de desempenho reais irá finalmente aumentar sua auto-estima. Para Eduardo, os jogos de futebol com a família presente foram o verdadeiro teste. Era mais fácil para ele se sentir bem com o próprio desempenho quando a família estava ausente ou fora de visão, e mais difícil quando podia ver o pai assistindo ao jogo. Walter e Lorena planejaram a seqüência de exposições a seguir:

126 TIMIDEZ – Como ajudar seu filho a superar problemas de convívio social

1. A família não assiste ao jogo ou permanece fora de visão. (Incentive, apóie e elogie as auto-avaliações saudáveis de seu filho.)
2. Um membro da família, muito motivador, assiste ao jogo. (Repita o processo. Lembre-se de evitar consolar dizendo: "Vai dar tudo certo".)
3. Diversos membros da família (alguns mais motivadores, outros menos) estão presentes. Repita o processo. Certifique-se de monitorar suas próprias reações não-verbais.
4. Repita conforme a necessidade em outras competições importantes. Associe o seus elogios às auto-avaliações saudáveis de seu filho.

Se você implementar uma estratégia semelhante com seu filho da mesma maneira que Eduardo, com o tempo ele aprenderá a apreciar as realizações, desenvolverá a auto-estima positiva, ficará menos dependente de seus comentários e mais forte emocionalmente.

Beth: fazendo o melhor possível

Beth é uma menina de 11 anos, calma, sensível e responsável. Apresenta um bom rendimento escolar, os colegas gostam dela e é uma atleta talentosa. No entanto, Beth sofre ao participar das competições de tênis. Antes de cada partida, sente-se mal fisicamente e teme vomitar. Essas sensações físicas desconfortáveis estão relacionadas ao forte medo do fracasso. Os pais de Beth, Alan e Emília, tentam compreender por que ela se sente dessa maneira. Nenhum deles é extremamente crítico, nem colocam pressão sobre a filha para que seja excelente. Na realidade, tanto um quanto outro já expressaram sua satisfação com os esforços de Beth na escola e nos esportes. Ficam chateados apenas com o fato de a filha ser assim.

Sem saber o que fazer, estão pensando em permitir que a filha desista por um tempo das competições de tênis.

Se seu filho é como Beth, você deve ter diversos objetivos em mente. Alan e Emília querem que a filha seja capaz de:

❖ Compreender e tolerar sensações físicas desconfortáveis.
❖ Desenvolver uma atitude saudável com relação às competições esportivas.

Vamos examinar a lista de objetivos de Beth para ajudá-la a "ficar tranqüila" em situações estressantes, que podem servir como possíveis exposições.

Lista para Beth "ficar tranqüila"

Pensar sobre competições de tênis

❖ Falar sobre competições de tênis (geral).
❖ Assistir a competições de tênis (televisão).
❖ Falar sobre as próximas partidas de tênis.

Observar competições de tênis

❖ Assistir a torneios de tênis de adultos.
❖ Observar os colegas em partidas de tênis (equipe de alunos mais velhos da escola).

Participar de campeonatos de tênis

❖ Jogar em torneios menos competitivos com colegas da mesma idade.
❖ Jogar na equipe de alunos mais velhos da escola.

128 TIMIDEZ – Como ajudar seu filho a superar problemas de convívio social

Da mesma maneira que Eduardo, Beth sofre de ansiedade social e por desempenho. Por isso, as estratégias de terapia cognitiva elaboradas para ajudar Eduardo a se tornar mais confiante também ajudarão Beth a ficar calma. Mas Beth não está simplesmente preocupada com o fato de cometer erros ou de não receber a aprovação dos outros. Ela também fica apavorada com a possibilidade de fracassar (perder) e/ou vomitar. Para ajudá-la a experimentar e a tolerar esses pensamentos desagradáveis e sensações físicas, a lista para "ficar tranqüila" contém situações que desencadearão os pensamentos e as sensações problemáticas. Durante o processo, Beth precisará de muita ajuda para conseguir controlar seus pensamentos automáticos. Além disso, os exercícios de respiração e relaxamento muscular, apresentados na seção sobre Isabelle, serão muito benéficos. Mas, pelo fato de Beth ser mais velha e ter processos cognitivos mais complexos, também precisará compreender melhor o que está acontecendo com seu corpo. Isso nos leva ao próximo princípio, *ser coerente.*

Ser coerente

Alan e Emília são incoerentes quanto à pressão sobre Beth para as competições de tênis. Afinal, ela se esforça muito e vai muito bem em outras áreas da sua vida. Qual o mal em deixá-la evitar as situações em que fica apavorada? Se seguirem essa abordagem, Beth ficaria completamente entediada e desmotivada para jogar tênis. Mais importante ainda, que mensagem Alan e Emília estariam transmitindo a Beth se a deixassem parar com as competições de tênis por causa de sua ansiedade social e por desempenho? É melhor que sejam coerentes quanto à insistência para que ela enfrente os próprios temores. Podem fazer isso gradualmente, expondo Beth às situações que provocam ansiedade sem apavorá-la, para que possa controlar os pensamentos ansiosos e as sensações

O que fazer quando seu filho é tímido ou socialmente ansioso 129

físicas. Lembre-se: pensar sobre uma situação social ou de desempenho temida é quase sempre pior que vivenciar o resultado real. Cada vez que Beth evita uma situação baseada em desempenho, em sua mente evitou a humilhação de vomitar e perder o jogo. Enfrentar e sentir o medo regularmente, mesmo que por meio de etapas menores, é a única maneira de superar a ansiedade.

Como Eduardo, Beth também sofre de distorções cognitivas, mas envolve-se em pensamentos catastróficos. Automaticamente, supõe que o resultado será o pior possível, apesar da falta de evidência. Parte do problema é que Beth acostumou-se a vivenciar situações bem-sucedidas. Não sabe lidar com a mínima decepção e, como resultado, seu corpo reage a qualquer sinal de possível fracasso. Vamos analisar como Alan e Emília podem ajudar Beth a superar o medo e a tolerar a idéia de perder.

Compreender e tolerar sensações físicas desconfortáveis. Do mesmo jeito que os pensamentos automáticos são a maneira que o nosso cérebro tem de nos dizer que estamos ansiosos, as sensações físicas desconfortáveis são a maneira de o nosso corpo fazer a mesma coisa. O primeiro passo é ajudar seu filho a compreender as sensações físicas durante situações sociais ou de desempenho relacionadas à ansiedade. Crianças mais jovens como Isabelle podem simplesmente sentir-se desconfortáveis. Têm menor probabilidade de compreender que as sensações físicas podem estar relacionadas aos eventos com que ficam ansiosos. Então, com uma criança mais jovem, enfoque os exercícios de respiração e relaxamento como estratégias de *coping*. Crianças mais velhas (e adolescentes), como Beth, provavelmente apresentam uma gama maior de sensações físicas, como dores de estômago, dores de cabeça, tontura e dificuldade de respirar. Mais importante ainda, podem desenvolver o *medo do medo*. O que significa que a criança teme se sentir daquela maneira e fica com medo que uma dor de estômago invariavelmente resulte em vômito. Os três "As" podem ajudar seu filho a ter mais contato com as sensações físicas e passar a aceitá-las (Eisen e Engler, 2006):

- ❖ *Antecipar as sensações físicas durante as situações sociais ou de desempenho que provocam a ansiedade.* É importante ajudar seu filho a aprender a esperar essas sensações físicas em situações que o deixam ansioso, como um jogo esportivo, uma apresentação musical ou qualquer avaliação escolar. Se, ao se preparar para a situação, ele espera sentir-se mal, pode sentir menos medo quando realmente experimentar essas sensações.

- ❖ *Aceitar as sensações físicas como parte da situação.* Ajude seu filho a aprender a dizer para si mesmo que as sensações físicas são a maneira de o corpo comunicar que está nervoso (por exemplo, ele pode dizer: "É apenas a minha ansiedade"), e que não precisa temer isso.

- ❖ *Avaliar se o desconforto físico, de fato, indica uma doença* Ajude seu filho a compreender que as sensações físicas nem sempre resultam de doenças físicas reais. Com o tempo, ele será capaz de reconhecer que aquela sensação desconfortável está relacionada à antecipação de uma iminente situação social ou avaliação de desempenho.

Desenvolver uma atitude saudável em relação aos esportes competitivos. Como qualquer pai ou mãe, você quer que seu filho aproveite sua participação em esportes competitivos. Você quer que ele se esforce, desenvolva habilidades e, o mais importante de tudo, divirta-se. Quando seu filho dominar os três "As", ele se preocupará menos com o fato de experimentar sensações físicas des-

O que fazer quando seu filho é tímido ou socialmente ansioso 131

confortáveis e será mais capaz de aproveitar os esportes com uma atitude saudável. Mas, e se ele emudeceu ou vomitou pelo menos uma vez antes? Como Beth, ele continuará com medo, e isso poderá interferir em sua habilidade de desenvolver uma atitude saudável. No caso de Eduardo, foi suficiente demonstrar que ele não cometia erros com freqüência. Beth, no entanto, tem uma barreira maior, que a impede de desenvolver uma atitude saudável em relação aos esportes; ela precisa ser capaz de lidar com o problema a despeito do que vê como desastre iminente.

Elimine o pensamento catastrófico. Você pode ajudar seu filho a examinar o que aconteceria se o que ele mais teme se tornasse realidade. Seria realmente ruim? Você pode fazer as seguintes perguntas baseadas em evidências (Beck, 1995; Kearney, 2005):

- ❖ "Qual é a pior coisa que pode acontecer?"
- ❖ "Se isso já aconteceu, foi realmente ruim?"

Alan e Emília ajudaram Beth a examinar as evidências relacionadas à sua sensação de doença física durante uma partida de tênis. Eles ajudaram Beth a perceber que ela nunca tinha realmente vomitado antes, durante ou depois de uma partida. Ao contrário, ficara enjoada em duas ocasiões, ambas resultantes de um vírus estomacal que nada teve a ver com os jogos de tênis. Com a ajuda deles, Beth admitiu ter ficado enjoada e que apesar do desconforto, foi muito rápido e que na realidade ela se sentiu melhor depois. Seu objetivo é ajudar seu filho a perceber que mesmo o pior resultado não é realmente tão ruim como imaginado e que isso raramente ocorre. Fazer estas perguntas ao seu filho desta maneira (em vez de consolá-lo) ajuda a eliminar o medo do medo. Quando seu filho parar de enfocar o pior resultado possível, você pode continuar a indagar as seguintes questões:

132   Timidez – Como ajudar seu filho a superar problemas de convívio social

- ❖ "O que geralmente acontece (com relação ao evento que a criança teme, como ficar enjoado)?"
- ❖ Qual é a melhor coisa que pode acontecer?""

Alan e Emília ajudaram Beth a perceber que ela geralmente fica enjoada antes de uma partida, mas que essa sensação geralmente passa nos primeiros trinta minutos de jogo. Além disso, ao perguntar regularmente a ela: "Qual a melhor coisa que pode acontecer?" (sendo a resposta: "Só ter sensações cômodas"), Alan e Emília ajudaram Beth a começar a enfocar os resultados positivos. Acontece que Beth ficava mais nervosa somente quando jogava com os melhores jogadores. Ao fazer uma série semelhante de perguntas, Alan e Emília também ajudaram a diminuir seu medo catastrófico de perder. Por exemplo, Beth logo percebeu que raramente perdia e, mesmo quando isso acontecia, não era sem um grande empenho e contra jogadores muito mais velhos que ela. Geralmente, contudo, ganhava as partidas com facilidade sem grandes desafios. Da mesma maneira que Alan e Emília, você pode ajudar seu filho a experimentar menos ansiedade por antecipação. Mas ainda não acabou; você precisa ajudar seu filho a lidar com o problema em situações estressantes, quando as coisas não vão muito bem. Por exemplo, o que Beth faria se começasse a sentir enjôo *durante* uma partida e/ou estivesse a ponto de perder?

Desenvolva pensamentos de coping. Uma coisa é ajudar seu filho a pensar de maneira construtiva antes (minimizando a expectativa) ou depois (fazendo auto-avaliações saudáveis) de situações sociais ou de desempenho. Mas pensar racionalmente diante da ansiedade não é uma tarefa fácil. Por essa razão, você precisa ajudar a preparar seu filho ensinando pensamentos de

O que fazer quando seu filho é tímido ou socialmente ansioso   133

coping para permitir que ele enfrente as situações difíceis de maneira mais eficaz. Pensamentos de *coping* são maneiras construtivas de pensar em como lidar com situações difíceis. Ilustramos a seguir o que Beth pode fazer quando se sente enjoada ou percebe que pode perder um jogo:

Situação: sentindo-se mal durante uma competição de tênis.
Pensamentos automáticos: Estou enjoada... E se eu vomitar?
Pensamentos de coping: Tudo bem. É só ansiedade... Respire fundo, faça o relaxamento.

Situação: quando está perdendo uma partida de tênis.
Pensamentos automáticos: Estou perdendo... Não posso perder...
Pensamentos de coping: Estou fazendo o melhor que posso... Não preciso ser perfeita. Se continuar tentando, não fracassarei.

O último passo é incentivar auto-avaliações saudáveis depois do evento social ou baseadas em desempenho de seu filho, como Walter e Lorena fizeram com Eduardo. Certifique-se de ajudar seu filho a enfatizar os próprios esforços, reconhecer os pequenos êxitos e desenvolver um plano de ação para a próxima vez que ficar muito decepcionado. Ajude-o a enfocar o que foi bem-feito (em vez dos erros cometidos ou qualquer resultado negativo) e os aspectos mais agradáveis da competição. Ao fazer isso, com o tempo você ajudará a diminuir a pressão para ganhar auto-imposta pelo seu filho e, ao contrário, estimulará uma atitude mais saudável sobre a competição em geral.

A seguir abordaremos o tipo de "fobia social", conforme exemplificada na história de Paulo e dos pais, Sara e Arthur.

Paulo: fazendo um esforço

Como você pode lembrar, Paulo é um menino de 13 anos, calmo, atencioso e sensível. É um excelente aluno e tem muitos amigos. Paulo sempre foi socialmente ansioso e cauteloso. Mas, ultimamente, tem apresentado problemas para ir à escola nos dias de provas, e está cada vez mais relutante em participar de atividades com os amigos e a família, por causa da sua preocupação em não ser o centro das atenções. Teme ser avaliado ou fazer algo que o deixe constrangido ou humilhado. Sara e Arthur perguntam-se por que Paulo sente-se dessa maneira. Afinal, nunca teve experiências sociais desagradáveis. Eles apenas querem que ele seja capaz de viver sem muita preocupação e ansiedade.

Sara e Arthur querem que Paulo seja capaz de:

- ✧ Ir à escola nos dias em que tem de mostrar desempenho (provas, apresentações orais).
- ✧ Fazer um esforço para participar de atividades com amigos e família.

Vamos examinar a lista de objetivos de Paulo, que podem servir como possíveis exposições.

A lista de Paulo para descobrir a verdade

Situações escolares

- ✧ Ir à cantina da escola.
- ✧ Ir à escola nos dias de provas.
- ✧ Trabalhar em grupo.
- ✧ Fazer uma apresentação oral.

Situações sociais

❖ Usar banheiros públicos.

❖ Ir ao cinema.

❖ Ir a restaurantes.

❖ Ir ao *shopping*.

Como Beth, Paulo preocupa-se em vivenciar resultados desastrosos. Por isso, muitas das estratégias cognitivas e baseadas em relaxamento, discutidas anteriormente neste capítulo, podem ser benéficas para Paulo. Mas ele não está apenas preocupado em não receber a aprovação das outras pessoas, em apresentar baixo desempenho ou em ficar doente fisicamente. De fato, preocupa-se com o que os outros possivelmente falam sobre ele. Não quer ser o centro das atenções. Seu principal receio é que, num determinado momento, possa fazer algo, como entrar em pânico e que "todos os olhos" voltem-se para ele. A lista de situações temidas por Paulo inclui a escola e ambientes sociais, e, ao colocar-se nessas situações, ele perceberá que há pouca chance, se houver alguma, de que faça algo constrangedor. Mas, ajudá-lo a aprender isso não é tarefa fácil. Paulo está completamente convencido de que a humilhação é inevitável. Vejamos agora nosso próximo princípio norteador: *ser persistente*.

Ser persistente

Sara e Arthur sempre deixaram a vida social de Paulo sob sua responsabilidade. Agora percebem que ele precisa de um pouco de ajuda, mas não sabem como interferir. Paulo resiste muito a qualquer incentivo da parte deles, e podemos perceber porque faz isso; diferentemente da ansiedade social de Beth, que se restringe a competições de tênis, a fobia social de Paulo é mais forte e genera-

136   Timidez – Como ajudar seu filho a superar problemas de convívio social

lizada a muitas situações sociais. Pensar sobre todas essas situações potencialmente constrangedoras e participar delas é absolutamente exaustivo. A única chance de alívio para Paulo é evitar completamente todas as situações sociais.

Mas o que Paulo não percebe é que simplesmente precisa ir ao *shopping* ou ao restaurante, trabalhar em grupo ou ficar no refeitório da escola, mesmo que seja por períodos curtos, para descobrir que não haverá constrangimento. Sara e Arthur precisam ser persistentes ao apoiar os pequenos passos de Paulo para participar dessas situações sociais. Precisam ser firmes na sua posição, deixando claro para Paulo que evitar completamente a escola ou as situações sociais não é uma opção.

Da mesma forma que Isabelle e Beth, Paulo também sofre de distorções cognitivas importantes, mas sua distorção mais notável inclui adivinhação e leitura de pensamento. Paulo supõe automaticamente que comparecer a qualquer situação social resultará em constrangimento e/ou humilhação, mesmo que faltem a ele evidências de experiências sociais anteriores (adivinhação). Continua pensando que, da próxima vez, será realmente constrangedor. Sua adivinhação errônea está diretamente relacionada à leitura imprecisa dos pensamentos. Por exemplo, mesmo que o professor tenha elogiado sua apresentação oral, Paulo fica constrangido porque acredita que os outros notaram sua voz e mãos tremendo. Paulo precisa aprender que nem todos estão pensando a suas ações, nem julgando ou mesmo interessados nelas. Vamos analisar como Sara e Arthur podem atingir seus objetivos com Paulo.

Ir à escola quando precisa mostrar desempenho (provas, apresentações orais). Se seu filho, criança ou adolescente, é como Paulo, é especialmente importante que vá à escola, especialmente nos eventos obrigatórios, como provas. Lembre-se: pensar no constrangimento é sempre pior que o verdadeiro resultado; se seu

O que fazer quando seu filho é tímido ou socialmente ansioso   137

filho não for à escola, acredita que certamente evitou um desastre social. É preciso ter certeza de que compareça à escola nesses dias de provas para que descubra que não será um desastre. Logicamente, você deve esperar alguma resistência por parte dele.

Preserve a sensação de controle do seu filho. A idéia é desafiar seu filho, mas, ao mesmo tempo, não assustá-lo (Eisen e Engler, 2006). Se ele sentir-se muito inseguro, pode se recusar a ir à escola em todos os dias de provas, ou quando deve mostrar desempenho. Para ajudá-lo a se sentir no controle, tente fazer um acordo antecipado com os professores, permitindo que ele faça o seguinte:

- ✧ Compareça à escola (mas seja dispensado de uma aula específica).
- ✧ Assista à aula (observando e não participando).
- ✧ Faça o teste em uma sala isolada.

O primeiro passo é ajudar seu filho a ir à escola de bom grado. Se seu filho for como Paulo, não estará preocupado com o baixo desempenho; estará mais preocupado com que os outros notem seu nervosismo ou que faça algo constrangedor. E essa preocupação somente tende a crescer se for permitido que ele não vá à escola. Uma vez na escola, gradualmente se sentirá mais seguro e finalmente participará. Deixe que seu filho progrida no ritmo dele, completando as exposições uma de cada vez, até que finalmente isso o faça ir à escola e participar plenamente. Contudo, por causa das distorções cognitivas, ainda precisamos ajudá-lo a interpretar essas exposições com mais precisão. Afinal, seu modo de pensar inibe e impede a sociabilização. Veja a seguir as maneiras de ajudá-lo a classificar as distorções, e de libertá-lo para participar das situações sociais.

138 TIMIDEZ – Como ajudar seu filho a superar problemas de convívio social

Fazer um esforço para se sociabilizar regularmente com amigos e familiares. Às vezes, ter uma fobia social pode, na realidade, fazer que a criança ou adolescente sinta-se importante. Como você se sentiria se pensasse que todos estão interessados em seus pensamentos, sensações e ações, mesmo que de maneira negativa? Se todo esse interesse dá a ele a falsa sensação de importância, que prolonga sua fobia, então você precisa ajudar seu filho a perceber que a maioria das pessoas não pensa nele, e que, na realidade, elas nem têm tempo para isso.

Ajude seu filho a se tornar menos centrado (Kearney, 2005) na ansiedade, e a diminuir a preocupação de ser julgado, usando a seguinte seqüência de exposições reais:

1. Ande em um *shopping* desconhecido ou em outro lugar cheio de gente em que ninguém o reconheça. Observe as pessoas que olham, encaram ou tentam falar com qualquer um de vocês. Ajude seu filho a perceber que todos têm seus próprios afazeres. Repita o processo em ambientes cada vez mais familiares.

2. Vá a um restaurante desconhecido, simplesmente para observar os outros. Se seu filho é como Paulo (que se preocupa em ser reconhecido, em cometer um erro, como derramar a bebida, ou que os outros comentem sobre o que e como ele come), ele ficará bem, contanto que não tenha de comer. Observe o que acontece se alguém comete um erro. O que seu filho pensa sobre essa pessoa? Ajude-o a perceber que ele, como todos, não está muito preocupado com as ações dos outros, e também que as pessoas são complacentes. Repita esse processo em restaurantes cada vez mais familiares até que ele possa comer à vontade com o mínimo de receio.

O que fazer quando seu filho é tímido ou socialmente ansioso   139

3. Filme seu filho em um evento social (festa ou reunião de família) ou em um evento relacionado a desempenho (jogo esportivo, apresentação musical ou concurso de redação). Certifique-se de gravar seu filho sozinho, com os colegas e com espectadores isolados. Discuta as reações dele ao se ver (é possível que ele se veja visivelmente nervoso), como você acha que ele se sai (você provavelmente o vê razoavelmente calmo), e as reações de outras pessoas (elas provavelmente parecerão neutras ou desinteressadas). Ajude-o a perceber que, apesar do que ele acredita, sua ansiedade praticamente não é notada. Se ele ainda não ficar convencido, faça que assista ao filme com outros membros motivadores da família ou amigos, e veja os comentários deles também.

4. Introduza outras situações ou eventos sociais que ocorrem naturalmente. Seja firme em relação ao comparecimento ou participação do seu filho quando é convidado para os eventos sociais. Deixe claro que, a menos que sua família tenha outros planos anteriores, ele deve pelo menos comparecer ao evento. (Deixar que ele decida pode ainda resultar em desculpas para que não compareça). Com o tempo, ajude-o a trabalhar para tomar essas decisões sozinho. Não pule para essa etapa até que ele tenha completado as exposições anteriores com sucesso.

5. Incentive seu filho, criança ou adolescente, a tomar a iniciativa e ser mais sociável, primeiro com membros da família e depois com amigos. Dê passos pequenos (a começar por telefonemas e mensagens de *e-mail*), e deixe que ele progrida no próprio ritmo, desde que continue a fazer esforços constantes.

Lembre-se: superar a fobia social é um processo que leva tempo. Ao seguir nossas orientações, você pode ajudar seu filho, criança ou adolescente, a gradualmente aprender a, enfrentar as situações sociais ou de desempenho de maneira mais eficaz, e, o mais importante de tudo, a desenvolver pensamentos e relacionamentos saudáveis.

Resumo

Neste capítulo, orientamos você com nossos planos passo a passo para ajudar seu filho a administrar as principais formas de timidez ou ansiedade social. Mais importante ainda, preparamos o terreno para estimular sua determinação, confiança e capacidade de lidar com situações sociais estressantes. No capítulo 6, mostraremos a você como ajudar seu filho a superar a esquiva social com nossas histórias reais de Jéssica, George e seus pais.

6

O que fazer quando seu filho é socialmente vulnerável

Pela primeira vez, George apresenta algum
interesse nas atividades e quer ajudar-se.
BEATRIZ

OBJETIVOS DO CAPÍTULO

Neste capítulo, você aprenderá sobre:

✧ Princípios norteadores para ajudar seu filho a se tornar mais ativo socialmente.

✧ Como planejar um programa passo-a-passo baseado nas necessidades exclusivas de seu filho.

✧ Estratégias de *coping* específicas para administrar as principais formas de retração social em crianças e adolescentes.

Ajude seu filho a lidar com a esquiva ou fuga social

Crianças com ansiedade social muitas vezes querem estar com os colegas, mas, por causa da timidez, introversão, ansiedade de desempenho e/ou medo de humilhação, freqüentemente evitam situações sociais desconhecidas. Por exemplo, como você pode lembrar, Paulo quer estar com as pessoas, mas se preocupa com a sociabilização com os amigos e com a família diante da possibilidade de fazer algo que o deixará constrangido ou humilhado.

142   TIMIDEZ – Como ajudar seu filho a superar problemas de convívio social

A esquiva de Paulo está relacionada à ansiedade: ele quer escapar do desconforto.

A esquiva ou fuga social, contudo, está mais relacionada à opção de se isolar tanto de situações e pessoas familiares ou não, e o desejo de ficar sozinho. A esquiva social, em sua forma mais branda, pode resultar de uma preferência por atividades solitárias, como vemos em Jéssica. Mais caracteristicamente, contudo, é derivada de uma combinação entre ansiedade social e características depressivas, demonstrada por George.

Ilustraremos nosso plano passo a passo para ajudar Jéssica a se tornar socialmente mais ativa.

Jéssica: envolver-se novamente

Conforme vimos no segundo capítulo, Jéssica é uma garota de 12 anos, calma e sensível. Vai bem na escola e é benquista pelos colegas. Em casa, entretanto, ela raramente deixa o quarto. Ultimamente, tem arranjado desculpas para não comparecer a eventos sociais, como festas de aniversário e reuniões familiares. Sua mãe, Ana, está preocupada com o desenvolvimento social da filha, e acredita que as crianças de sua idade relacionam-se entre elas de maneira muito mais expansiva. Mas qualquer incentivo da parte de Ana leva a muitas brigas. Se seu filho é como Jéssica, provavelmente, espera que ele:

- ✧ Tome a iniciativa (e aja reciprocamente) com outras crianças.
- ✧ Participe de atividades organizadas.
- ✧ Seja mais agradável quando convidado a participar.

O que fazer quando seu filho é socialmente vulnerável

Vamos analisar a lista de atividades sociais de Jéssica, que podem servir como possíveis exposições.

Lista das atividades sociais de Jéssica

Atividades na vizinhança

- ❖ Visitar um amigo (planejada ou espontânea).
- ❖ Convidar um amigo para ir a sua casa.

Eventos sociais

- ❖ Comparecer a eventos obrigatórios da família e amigos.
- ❖ Iniciar e agir reciprocamente aos contatos dos amigos (por telefone, *e-mails*).
- ❖ Convidar os colegas para sociabilização (pelo menos duas vezes por semana).

Atividades extracurriculares

- ❖ Observar e depois comparecer às atividades recreativas relacionadas aos colegas.
- ❖ Participar de uma atividade organizada (esportes, música ou clube).

Da mesma maneira que Isabelle (veja capítulo 5), Jéssica precisa de um tempo maior para se adaptar e, por isso, fica preocupada em tomar a iniciativa com os colegas e participar de atividades estruturadas em grupo. Por esta razão, um programa semelhante ao de Isabelle pode ser benéfico. Mas a ansiedade social de Jéssica é apenas um pequeno obstáculo, pois ela simplesmente prefere atividades solitárias.

Ao mesmo tempo, Jéssica não gosta de nenhum tipo de confronto e os considera intromissão à sua privacidade. Conseqüentemente, Jéssica aprendeu que é mais fácil concordar que expressar as próprias opiniões aos amigos. Apesar de essa tática não ser sempre ideal, tem ajudado Jéssica a ser imediatamente agradável. Em casa, entretanto, sente-se segura e, por causa de sua obstinação, não reage bem às exigências de Ana para que seja mais sociável. Vejamos nosso próximo princípio norteador: *ficar atento às suas exigências com seu filho.*

Ficar atento às suas exigências

Ana fica frustrada com o comportamento social confuso de Jéssica, que parece gostar de conversar com os amigos ao telefone quando eles ligam para ela. As outras crianças aglomeram-se à sua volta na escola, e ela é convidada para muitas festas. Então, por que Jéssica recusa-se a pegar no telefone para ligar para alguém, e por que inventa desculpas para não participar de qualquer atividade organizada?

Por outro lado, Ana e Roni estão contentes que, na escola, ela seja uma excelente aluna, e por isso ambos tomam cuidado para não sobrecarregá-la com outras responsabilidades. Contudo, Ana e Roni têm pontos de vista diferentes sobre o relacionamento de Jéssica com os colegas. Ana não deixa de ficar preocupada porque vê sua filha ficando para trás nas relações sociais, já que passa grande parte do tempo sozinha. Roni, por outro lado, sempre foi um pouco tímido, e espera que Jéssica, como ele, "saia da sua concha" no devido momento. Jéssica apenas quer que a deixem sozinha. Acha que tem amigos suficientes, e que se sociabiliza quando está com vontade. Não entende porque a mãe deva se intrometer. Tanto Ana quanto Jéssica alegam pontos válidos.

O que fazer quando seu filho é socialmente vulnerável   145

Primeiro, Ana está certa quando acredita não ser saudável o extremo retraimento de sua filha. Se continuar assim, pode perder os amigos. Mas, da mesma maneira que Walter não pode forçar Sara a desenvolver um "instinto agressivo" (ver capítulo 5), Ana não pode forçar Jéssica a se tornar mais ativa socialmente. Segundo, Jéssica está certa sobre a mãe colocar tanta pressão para que se socialize, mas não é correto que Jéssica simplesmente não faça nada. Sua vida social é tão importante quanto o trabalho na escola. Terceiro, o fato de Roni compreender o que é ser tímido não significa que deva simplesmente ficar parado e esperar que Jéssica torne-se mais sociável. Afinal, dada sua experiência, ele está em excelente posição de ajudar a facilitar o bem-estar social da filha. É preciso equilíbrio e condescendência da parte de todos. Vejamos o que Ana e Roni fazem para ajudar Jéssica a participar mais das atividades sociais.

Tomar iniciativa (e agir reciprocamente) com as outras crianças. Como no caso de Paulo, é muito importante preservar o senso de controle de Jéssica. Se ela perceber muita pressão para se sociabilizar, ficará ressentida e se retrairá ainda mais.

Estabeleça limites razoáveis. Você deve proporcionar uma estrutura que permita à criança desenvolver a iniciativa social, mas que seja flexível o suficiente para estimular seu senso de independência. Faça seu filho gradualmente ser mais responsável com as atribuições a seguir, adicionando uma atribuição por semana. Certifique-se de discutir objetivos e expectativas realistas logo no início.

1. Iniciar dois contatos sociais por semana (por telefone, *e-mail* ou pessoalmente), um dos quais precisa ser um telefonema. Esses contatos são puramente básicos, e podem ser

146 TIMIDEZ – Como ajudar seu filho a superar problemas de convívio social

sobre qualquer tópico. Uma conversa como essa pode até começar como uma explicação de uma tarefa, por exemplo, e depois quem sabe evoluir para um bate-papo sobre outro tópico social, como um filme que as duas crianças tenham assistido. Lembre-se, deixar mensagens em uma secretária eletrônica também vale. A ênfase deve ser em tomar a iniciativa e não na quantidade de tempo realmente usado para interagir com os outros.

2. Responder telefonemas ou *e-mails* em até 48 horas. Apesar de 24 horas ser o tempo ideal, é melhor começar com flexibilidade. No início do programa, pode ser necessário um ou outro estímulo de sua parte.

3. Fazer dois convites para a sociabilização por semana (por telefone, *e-mail* ou pessoalmente) Lembre-se, não é essencial que esses convites resultem, efetivamente, em visitas ou encontros. De fato, é mais importante que seu filho faça o esforço. Com o tempo, os contatos com os colegas tornam-se naturalmente mais freqüentes. É lógico que o ideal é que os convites sejam feitos a dois colegas diferentes, mas no início, desde que o esforço seja feito, é suficiente tentar relacionar-se com um colega. Não se surpreenda se as atribuições forem adiadas até o final da semana por causa do desconforto. Infelizmente, ao fazer isso, pode estar minando suas chances de se reunir com os colegas. Em vez de deixar que sua frustração o domine, simplesmente estabeleça um prazo no meio da semana para que as atribuições sejam completadas.

4. Registre o progresso. Monte um quadro que permita que a criança registre com facilidade suas iniciativas sociais diá-

rias ou semanais. Lembre-se: se seu filho é teimoso como Jéssica, qualquer tipo de encorajamento da sua parte pode ser percebido como uma chateação e pode fazer que se retraia mais. Permitir que seu filho registre o próprio progresso elimina potenciais discussões e incentiva a independência social. Coloque o quadro em uma área neutra, como a cozinha, para que você possa monitorar sem atrapalhar. Combine uma hora no final da semana para discutir o progresso, mas evite discussões freqüentes, já que isso pode prejudicar seus esforços. Seja condescendente e enfatize êxitos parciais; enfoque o que a criança está fazendo (mais que o que fazia anteriormente), e não o que ela não está fazendo (esquecer de registrar ou deixar os esforços de lado). Molde o comportamento de seu filho e use recompensas eventuais, conforme a necessidade.

Você já montou uma estrutura para ajudar seu filho a se tornar mais socialmente ativo. À medida que ele progride em direção às metas, você pode se distanciar um pouco e deixar que ele perceba que suas ações estão interferindo menos que antes. Quando ele se acostumar a tomar a iniciativa social de maneira regular, você ficará em melhor posição para ajudá-lo a atingir a próxima meta.

Participar de atividades organizadas. Em seus esforços para ajudar a criança a se sociabilizar com mais freqüência, você criou entre vocês um entendimento (sem discussões) de que ele precisa fazer isso. Continuaremos a ajudar seu filho a progredir estabelecendo limites razoáveis.

Escolha uma atividade, qualquer atividade. Se fosse por Ana, Jéssica participaria de diversas atividades organizadas semanalmente. Roni, contudo, acha que isso deve ser decidido por

Jéssica. Os pontos de vista contrários de Ana e Roni estão transmitindo mensagens embaralhadas para Jéssica. E não é de se surpreender que Jéssica escolha a maneira mais fácil. Antes de qualquer coisa, Ana e Roni precisam concordar em trabalhar juntos para encorajar, apoiar e manter a participação de Jéssica em uma atividade organizada até o final.

Quando você e seu cônjuge ou parceiro chegarem a um acordo, faça uma reunião com seu filho. Monte uma lista de atividades organizadas saudáveis, de preferência atividades em grupo, que tenham despertado interesse antes em seu filho. Se ele resistir muito à idéia, pense em atividades mais individuais (como aulas particulares de música ou de esportes). Para preservar o senso de controle, deixe que seu filho escolha. Seja firme dizendo que não fazer nada não é uma opção, mas, ao mesmo tempo, seja flexível com o nível inicial de participação. Logicamente, ele resistirá, não importa sua maneira de proceder. O grau de resistência depende de seu temperamento (teimoso versus passivo), e há quanto tempo não participa de uma atividade organizada. Em vez de responder à reação emocional de seu filho, tente moldar seu comportamento e estabelecer um prazo razoável para que tome a decisão.

Altere a dinâmica (Eisen e Schaefer, 2005). Se Ana fosse a responsável por obrigar a participação de Jéssica nas atividades organizadas, Jéssica iria resistir vigorosamente ou simplesmente se retrairia ainda mais. Em vez disso, a dinâmica foi alterada, agora é Roni quem lidera ajudando Jéssica a participar. Essa mudança diminui a probabilidade de que o resultado sejam brigas. O fato de as instruções partirem de Roni, diante do próprio histórico de timidez, e pelo fato de não estabelecer limites, mostra a Jéssica que a participação tem um valor enorme. De qualquer jeito, é importante que os cônjuges ou os

O que fazer quando seu filho é socialmente vulnerável 149

parceiros unam-se para ajudar a criança a se tornar socialmente mais ativa.

Ser mais agradável quando convidado a participar. Outra estratégia para ajudar a neutralizar possíveis brigas com seu filho e a incentivar maior cooperação é confirmar suas preocupações. Como pai ou mãe, você tem o direito de estabelecer limites. Mas toda criança deseja ser ouvida diante desses limites. Seu filho não tem de gostar ou aceitar amavelmente suas exigências. Mas tem mais probabilidade de cooperar se sentir que é ouvida e compreendida. Esperar que obedeça aos seus desejos sem algum tipo de justificativa ou explicação (por exemplo, simplesmente dizendo "Porque sim.") não funciona. Vamos analisar como Ana e Roni ouvem a relutância de Jéssica em participar da liga local de futebol. Depois de ter selecionado o futebol como sua atividade, ela tentará:

Ana: Sabemos que não está muito entusiasmada para jogar futebol, mas você já jogou antes, muitos dos seus amigos se inscreveram e você escolheu essa atividade. Nós achamos que participar será bom para você.

Jéssica: Eu não escolhi nada! Você me fez escolher de uma lista de atividades. Tem muita gente nos jogos de futebol. Por que você não me deixa em paz?

Roni: Nós compreendemos que não é o que você mais gosta. Se você se sentir desconfortável durante um jogo ou treino de futebol, respire fundo algumas vezes. Lembre-se que fizemos um trato. Gostaríamos muito que você tentasse. Você joga futebol muito bem.

Jéssica: [pausa longa, suspiro profundo] Tá bom. Mas é a última vez.

Crianças como Jéssica sofrem de ansiedade social moderada, mas também possuem habilidades sociais adequadas e podem participar de atividades organizadas com sucesso. Apesar da falta de interesse do seu filho nisso, vocês podem ajudá-lo a se tornar socialmente mais equilibrado com quase nenhuma briga se tiverem uma postura firme, em conjunto, e que apóie. É diferente, contudo, se seu filho adolescente for como George e sofrer de forte ansiedade social e esquiva social.

George: tornar-se mais interessado

Conforme o caso de George apresentado no segundo capítulo, ele é um garoto de 15 anos, calmo, um pouco obeso, sensível e que raramente conversa com os colegas ou professores na escola. Nos dias de prova ou apresentação em grupo, George recusa-se a ir à escola. George tem pouca energia, reclama de tédio o tempo todo, tem dores de cabeça freqüentes e dificuldade de concentração. Ultimamente, tem se tornado mais pessimista com a escola e com os colegas ("Para quê?"). Apesar de ter muitos amigos, expressa muito pouco interesse em ser sociável, e não liga mais para o trabalho escolar. George também perdeu o interesse pelas atividades da família.

Beatriz e Henrique querem que George seja capaz de:

- ✧ Ter mais disposição.
- ✧ Mostrar algum interesse pela família, colegas e atividades escolares.
- ✧ Desenvolver alguns contatos sociais.

O que fazer quando seu filho é socialmente vulnerável   151

Vamos analisar os objetivos que os pais de George estabeleceram para ele, que servem como uma lista de possíveis exposições.

Lista de relacionamentos sociais de George

Situações sociais e escolares

- ❖ Conversar com colegas e professores.
- ❖ Comparecer às aulas de educação física.
- ❖ Usar o banheiro da escola.
- ❖ Comparecer às aulas nos dias de prova.
- ❖ Fazer uma apresentação oral ou em grupo.

Eventos sociais

- ❖ Participar de atividades com os colegas e a família.
- ❖ Iniciar e agir de maneira recíproca com os contatos dos colegas.

Uma vez que George apresenta muitas das mesmas preocupações sociais de Beth (ansiedade por desempenho), de Paulo (fobia social) e de Jéssica (falta de iniciativa social), muitas das estratégias elaboradas para ajudá-los podem ser benéficas para ele. Mas, diferentemente das outras crianças, a esquiva social de George é mais evidente. Sua atitude pessimista, dieta pouco saudável e interesse limitado por fazer alguma coisa transmitem mensagens importantes aos pais. Para colocar George de volta nos trilhos, antes de fazer alguma coisa para que se relacione mais socialmente, os pais devem observar um princípio norteador importante: *prestar atenção aos sinais transmitidos por seu filho.*

Prestar atenção aos sinais transmitidos por seu filho

Beatriz e Henrique precisam envolver-se mais na vida de George, e é isso que seus comportamentos parecem transmitir. A falta de envolvimento não é culpa dos pais, e pode ocorrer por diversas razões. Ambos precisam trabalhar o dia todo e, conseqüentemente, esperam que George assuma mais responsabilidade com a tarefa escolar e com o próprio bem-estar social. Além disso, a tendência de George à esquiva social significa que ele geralmente não exige nem incentiva contato familiar regular nem intimidade emocional. Mais importante ainda é que não é fácil reconhecer os sinais de esquiva social e/ou depressão, pois, geralmente, são demonstrados como falta de energia, problemas de apetite e sono, e queixas somáticas, e não por tristeza, choro ou outros sintomas mais esperados. Essas características físicas são geralmente ignoradas, e não são reconhecidas como características de esquiva social e/ou depressão.

O que também torna difícil identificar a depressão e a esquiva social de George é o fato de que os sintomas cognitivos, como pensamentos negativos, culpa ou sentimentos de incompetência são mais prováveis de surgir durante a adolescência. Entretanto, a troca de lealdade social (dos pais para os colegas) e a maior necessidade de privacidade e independência nessa idade deixam os pais no escuro. Como muitos pais, Beatriz e Henrique têm considerado a atitude cada vez mais pessimista e a esquiva das atividades em família de George como sinal da adolescência iminente.

As notas, os hábitos alimentares e o padrão de sono dos adolescentes são, também, às vezes, difíceis de ser classificados, já que nem sempre está claro o que é normal e o que não é. Muitos pais nem mesmo têm conhecimento das notas baixas dos filhos até o final do bimestre. Em razão do histórico de bom desempenho escolar de George, Beatriz e Henrique não tiveram razão para esperar

O que fazer quando seu filho é socialmente vulnerável   153

dele nada menos que notas boas. Não estavam completamente cientes das questões alimentares de George (pulando refeições, comendo durante a noite), simplesmente atribuindo seus hábitos alimentares a "chatice". Começaram a ficar preocupados, entretanto, com seu sobrepeso, e pensaram em consultar um nutricionista. De maneira semelhante, estão preocupados com o fato de George estar "sempre cansado", mas, em grande parte, atribuem sua falta de energia aos freqüentes cochilos à tarde, achando que deve desenvolver um ciclo de sono mais regular.

Beatriz e Henrique precisam ficar mais atentos aos sinais transmitidos por George; por exemplo, como ele comunica a tristeza e a esquiva social. Mas, antes que possam fazer isso, precisam levá-lo a uma avaliação física para que tenham a certeza de que a falta de energia, os problemas de apetite e os distúrbios no sono não são resultantes de doença física.

Antes de passarmos para a maneira como Beatriz e Henrique podem atingir seus objetivos para ajudar George, há outra questão que devemos considerar. Vamos separar uns minutos para pensar sobre os sinais de depressão que George parece *não* estar apresentando: ele não fez nenhuma afirmação sobre desesperança, culpa ou morte. Se seu filho, criança ou adolescente, socialmente retraído ou deprimido estiver apresentando qualquer um desses pensamentos, ou se você estiver preocupado e não sabe por que, prossiga imediatamente para o capítulo 9 para saber se deve entrar em contato com um profissional antes de tentar lidar sozinho com os sintomas do seu filho.

A seguir, vamos analisar como Beatriz e Henrique ajudam George a ter mais energia, a se sentir melhor e a iniciar uma agradável vida social.

Tornar-se mais disposto. Um importante passo inicial é ter mais energia. A falta de energia afeta o humor, a motivação e a ca-

154 TIMIDEZ – Como ajudar seu filho a superar problemas de convívio social

pacidade da criança de fazer e manter relacionamentos sociais. Antes de supormos que essa letargia é emocional, precisamos examinar o impacto de quaisquer fatores físicos que possam contribuir para isso, como irregularidade no sono, falta de exercício e/ou hábitos alimentares pouco saudáveis.

Desenvolver bons hábitos de sono. Pense na última vez que você teve dificuldades para dormir ao longo de alguns dias ou semanas. Como você ficou em casa e/ou no trabalho? Provavelmente irritado, impaciente e com dificuldades de se concentrar. Precisamos dormir para apresentarmos disposição durante o dia. Um adolescente médio precisa de nove horas de sono. Sonolência diurna é resultado de sono inconsistente e inadequado, e tudo se associa a humor menos positivo, irritabilidade, explosões de raiva e maior dificuldade de atenção e concentração. Um ciclo vicioso de fadiga, mau-humor, sonolência e ansiedade pode ser desenvolvido com facilidade. O ciclo de sono de George é afetado pelos longos cochilos durante o dia e por levantar à noite com freqüência.

O primeiro item na pauta foi ajudá-lo a desenvolver um horário regular para dormir e acordar. Beatriz e Henrique estabeleceram limites razoáveis para o horário de George ir dormir. Se seu adolescente é teimoso e resiste ao horário de ir dormir, concentre-se mais na rotina matinal. Por exemplo, para ajudar a manter o senso de controle de George, Beatriz e Henrique decidiram ser flexíveis com a hora de dormir, contanto que George levantasse com facilidade de manhã, e saísse para a escola pontualmente. O mais importante é que gradualmente eliminaram os cochilos à tarde, reduzindo sua freqüência e duração para que George ficasse acordado a tarde toda e fosse para a cama mais cedo à noite. Quando os cochilos do seu filho acabarem, registre seu progresso anotando a hora aproximada que

O que fazer quando seu filho é socialmente vulnerável

cai no sono a cada noite, a freqüência e a duração dos períodos que levanta à noite, e o número de vezes (semanais) que dorme a noite toda. Se um progresso notável não for evidente em duas semanas, a ansiedade e/ou humor podem dominar seu filho. Se esse for o caso, você precisará desenvolver uma rotina noturna mais estruturada e benéfica para toda a família.

Beatriz e Henrique começaram a perceber que precisavam passar mais tempo com George e, o mais importante, que precisavam ouvir seus sentimentos de tristeza e ansiedade. Por essa razão, todas as noites, depois do jantar (e terminada a lição de casa), criaram uma reunião familiar aberta, em que todos tinham a oportunidade de expressar suas frustrações, preocupações, pensamentos negativos e sentimentos de tristeza, sem serem julgados ou criticados. Os membros da família simplesmente ouviam, admitiam ou concordavam com as preocupações dos outros. Como você pode imaginar, isso não foi fácil para George; então, Beatriz e Henrique tomaram a liderança e começaram a compartilhar suas preocupações pessoais, até que George estivesse pronto a participar. Se você estabelecer uma reunião como essa, quando seu filho adolescente já estiver expressando suas emoções, o restante da noite pode ser dedicado a atividades relaxantes (como tomar uma ducha, praticar exercícios de respiração ou relaxamento), distrair-se de maneira agradável (ouvindo música ou lendo). Evite atividades muito estimulantes, como *videogames* ou televisão.

Da mesma maneira que o sono irregular, exercícios pouco freqüentes também estão associados à fadiga. Aproximadamente 15% das crianças e adolescentes estão acima do peso, e a falta de exercício é um fator importante. Jovens que não se exercitam, supostamente passam muito tempo no computador, jogando *videogame* ou assistindo à televisão. Exercícios regulares estão associados a uma melhora no humor, na atitude, no sono e na habilidade de lidar com o estresse. Na realidade, pesquisas sugerem que adolescentes ativos sentem menos solidão, timidez e desespero.

Exercícios regulares. Por estarem também acima do peso, Beatriz e Henrique sabiam que um programa de exercícios era uma questão para a família inteira. Por isso, a família inscreveu-se numa academia local. No início, George recusou-se a ir, por medo de ser reconhecido pelos colegas e por constrangimento por causa do peso. Concordou, contudo, em caminhar rapidamente com a mãe durante três manhãs por semana. Se necessário, você pode considerar recompensas eventuais para convencer seu filho a dar início à nova rotina. Quando George começou a se sentir um pouco melhor com seu corpo, concordou em ter aulas com um *personal trainner* nas horas extras, que, no fim, resultaram em visitas regulares e por conta própria à academia. George também inscreveu-se em aulas particulares de tênis e natação. Trabalhe para levar seu filho adolescente a participar de uma atividade recreativa em grupo sem muita pressão, como futebol, basquete, caminhada ou ciclismo. Faça do exercício regular uma parte importante do estilo de vida de sua família. Isso reduz o estresse, melhora a imagem corporal e a auto-estima do adolescente, e melhora o bem-estar geral da família.

Além de sono adequado e exercícios regulares, uma dieta balanceada é parte importante do programa de saúde de seu filho adolescente. Por causa dos estilos de vida agitados, às vezes pulamos refeições ou comemos alimentos pouco saudáveis. Fazer isso de maneira regular pode facilmente alterar nosso humor, nível de energia e capacidade de concentração, e pode resultar em ganho de peso. Ao pular regularmente o café-da-manhã e o almoço, e ao

O que fazer quando seu filho é socialmente vulnerável 157

comer doces como lanche à noite, George, sem saber, afetava seu nível de açúcar no sangue, fazendo com que se sentisse cansado, fraco e irritado durante o dia, porque não conseguia dormir bem à noite. A dieta de George precisava ser regulada.

Alimentos saudáveis. Ajudar George a desenvolver uma dieta saudável foi outra maneira de Beatriz e Henrique ouvirem os sinais do filho. George pulava refeições ou escolhia o que comer durante o dia por causa do desconforto físico (ansiedade em relação à escola) ou falta de apetite (tristeza). Com a família reunida, fizeram do café-da-manhã e do jantar em família uma prioridade. Essas refeições tornaram-se momentos confortáveis e programados para compartilhar novidades, idéias e acontecimentos, bem como para assegurar hábitos alimentares saudáveis para todos os membros da família. Além disso, enquanto arrumavam a cozinha, Beatriz ajudava George a preparar lanches que o deixassem satisfeito, e que também fossem saudáveis.

A parte mais difícil, logicamente, foi eliminar os lanches noturnos de George. Pelo fato de Beatriz e Henrique estarem geralmente dormindo no meio da noite e de não conseguirem supervisionar o que George comia a essa hora, Beatriz decidiu limitar a disponibilidade de lanches pouco saudáveis em casa, substituindo-os por alternativas mais saudáveis, como frutas e alimentos integrais. Como você pode imaginar, George ficou muito bravo com isso, do mesmo jeito que Henrique, que também gostava desses lanches. Beatriz e Henrique consultaram um nutricionista, que planejou o cardápio diário de George de maneira flexível. Se seu filho, criança ou adolescente, está acima do peso, obter ajuda de um nutricionista é uma excelente idéia; como benefício adicional, ele pode neutralizar as brigas entre os pais e a criança no que diz respeito à alimentação. Isso é

158   TIMIDEZ – Como ajudar seu filho a superar problemas de convívio social

especialmente verdadeiro para crianças ou adolescentes que podem ser suscetíveis a desenvolver distúrbios alimentares, como anorexia e bulimia. (Se sua preocupação é que seu filho desenvolva algum tipo de distúrbio alimentar, consulte um médico especialista.)

Quando seu filho adolescente tiver mais energia, você poderá ajudá-lo a atingir o próximo objetivo.

Mostrar algum interesse pelas atividades da família, dos colegas e da escola. Nesse ponto, seu filho, criança ou adolescente, poderá já ter mais energia para pensar, de fato, em se envolver nas atividades da família, dos colegas e da escola. O problema, contudo, pode ser a perspectiva pessimista e melancólica ("Para quê", ele pode dizer). Jovens deprimidos e socialmente retraídos tendem a pensar negativamente sobre si, sobre os outros e sobre o meio ambiente (Kendall e MacDonald, 1993). Diferentemente dos jovens ansiosos, que têm pensamentos positivos e negativos, aos jovens deprimidos geralmente faltam os positivos. Essa é outra distorção cognitiva na qual o positivo é eliminado e o negativo permanece e é considerado um reflexo das incapacidades pessoais. Pensar dessa maneira estimula a depressão e a baixa auto-estima.

Nova atribuição. Ajude seu filho adolescente a aprender a ser mais otimista, de modo que ele deixe de atribuir os fracassos a si. Com isso, vai avaliar as situações de maneira mais positiva, neutra ou precisa. Beatriz usou a técnica a seguir (Seligman et al., 1995) quando George se recusava a ir à escola nos dias de prova.

O que fazer quando seu filho é socialmente vulnerável — 159

Interpretação extremamente pessoal e incorreta
→ ameaça a auto-estima

George: Não posso ir à escola hoje. Da última vez, estava tão nervoso que não consegui terminar a prova. Para quê concluir a prova? Sou um fracasso mesmo.

Atribua isso a uma causa menos pessoal e externa

Beatriz: Por que você não terminou a prova?
George: Não dormi a noite toda.
Beatriz: Só por isso você se considera um fracasso?
George: Não, só cansado.

Interpretação generalizada ou incorreta → estimula
o fracasso em outras situações

George: Mas, mãe, você sabe que eu não consigo me concentrar quando há outras pessoas em volta. É muito pra mim.

Atribua isso a um conjunto de circunstâncias mais específica

Beatriz: Eu sei que você fica nervoso, mas você realmente tem problemas de concentração nas provas?
George: [parece surpreso] Acho que sim...
Beatriz: Qual foi sua nota mais baixa neste bimestre?
George: [fala baixinho] 8.
Beatriz: Você consegue se concentrar nas provas com outras pessoas em volta?

George: Acho que sim. [sorriso amarelo]

Beatriz: É realmente muito para você?

George: Acho que não; o que não consigo mesmo é falar em frente aos outros.

Interpretação extremamente rígida e incorreta → não dá margem para melhoria

---

George: Nunca mais vou fazer uma apresentação oral. Não vou passar por isso de novo.

Atribua isso a um conjunto de resultados mais otimistas no futuro

---

Beatriz: Quantas vezes você derrubou suas anotações?

George: Uma vez.

Beatriz: Você conseguiu recuperar?

George: Sim...

Beatriz: Os outros alunos foram tolerantes?

George: [suspira, confirma com a cabeça]

Beatriz: O que você pode dizer para você mesmo?

George: Vou melhorar da próxima vez.

Programe eventos agradáveis: Quando seu filho adolescente tiver um pouco de energia, estiver pensando de maneira mais otimista, e começar a participar de atividades familiares, você pode ajudar a programar eventos agradáveis para ele (Barnard, 2003). Todos precisam ter acesso a situações agradáveis e de reforço. Essa é nossa melhor defesa contra a passividade, a esquiva social e a depressão. Eventos agradáveis não apenas melhoram nosso humor, como também mantêm a negatividade bloqueada, por meio de distração.

O que fazer quando seu filho é socialmente vulnerável 161

George começou a caminhar com a mãe, a ir à academia e a participar de passeios ocasionais com a família. Apesar de estar se sentindo melhor, ainda assim considerava obrigatórios esses eventos, raramente expressava interesse por eles, e demonstrava o mínimo de iniciativa. Por isso, Beatriz e Henrique mantiveram as coisas simples e programaram pelo menos um evento agradável por semana, evento esse que anteriormente George havia considerado agradável. Dada a sua fobia social, a lista inicial era curta e incluía visitas à biblioteca, à livraria da cidade e ao cinema nas horas extras.

Ao programar eventos agradáveis para seu filho, criança ou adolescente, certifique-se de não assustá-lo. Seu objetivo é ajudar a aguçar seu interesse pelos eventos desejáveis e, o mais importante de tudo, desviar sua atenção das atividades isoladas e sedentárias, como assistir televisão ou jogar *videogames*, que incentivam maior esquiva. Leve sempre em consideração seu grau de ansiedade social e/ou esquiva social ao decidir a freqüência e a intensidade dessas atividades. Antes, durante e depois desses eventos, ajude-o a confirmar os aspectos positivos da situação; por exemplo, encontrando algo agradável para dizer, mesmo que insignificante. Afirmações positivas regulares ("Eu me diverti", ou mesmo "O tempo estava bom") neutralizam e, conseqüentemente, minimizam as afirmações negativas ("Nada é divertido" e "Que perda de tempo"), que contribuem para a depressão e para a esquiva social.

Beatriz e Henrique também usaram atividades que melhoram a competência para ajudar a preservar o senso de autovalorização de George. Revezavam para jogar com George, escolhendo jogos nos quais ele tinha desempenho excelente, como xadrez e gamão. Ao fazer isso, não apenas criaram mais tempo em família, como também ajudaram George a sentir uma sensação de domínio e bem-estar.

Desenvolver alguns contatos sociais. Quando seu filho adolescente atingir os dois objetivos, você poderá ajudá-lo a tomar iniciativa social, da mesma maneira que Ana e Roni fizeram com Jéssica. Mas, se seu filho adolescente apresentar características depressivas fortes, de ansiedade e/ou de esquiva, como George, é melhor ajudá-lo, na primeira etapa, a desenvolver contatos sociais em vez de imediatamente fazer convites sociais. Seja firme, mas tenha a certeza de preservar o senso de controle do seu filho à medida que implementa o programa descrito anteriormente neste capítulo para Jéssica.

É importante lembrar que seu filho tem se esquivado socialmente há algum tempo, e que pode precisar aventurar-se no mundo social aos poucos. Assim, com seu amor e apoio, ele pode gradualmente desenvolver novamente interesse por outras pessoas, tornar-se socialmente ativo e aprender a pensar de maneira mais otimista.

Resumo

Neste capítulo, guiamos você nos planos passo-a-passo para administrar as principais formas de esquiva social. Nos capítulos 7 e 8 voltaremos às crianças de nossas histórias reais que, além de apresentarem ansiedade social e/ou esquiva social, também apresentam problemas neurológicos subjacentes, que as tornam mais inclinadas a serem menosprezadas e rejeitadas pelos colegas. No capítulo 7, nós nos concentraremos nas crianças com mais probabilidade de ser menosprezadas, e no capítulo 8, abordaremos as crianças com mais probabilidade de ser rejeitadas e agredidas. Vamos para o capítulo 7 em que, com nossas histórias reais de Rafael e Talita, e de seus pais, mostraremos a você como ajudar seu filho a se tornar menos vulnerável e socialmente mais competente.

7

O que fazer quando seu filho é socialmente vulnerável e menosprezado

Rafael e eu fomos à quadra de tênis;
senti que, de fato, poderia ajudar meu filho!
Nós nos divertimos muito juntos.
LEONARDO

OBJETIVOS DO CAPÍTULO

Neste capítulo, você aprenderá sobre:
- ✧ Princípios para ajudar seu filho a se tornar mais competente no ambiente social.
- ✧ Como implementar um programa passo-a-passo baseado nas necessidades sociais específicas de seu filho.
- ✧ Estratégias de *coping* específicas para administrar as principais formas de vulnerabilidade social que podem levar ao menosprezo dos colegas.

Muitas crianças socialmente vulneráveis sofrem de ansiedade e/ou esquiva social, mas, além das dificuldades sociais, também sofrem de problemas neurológicos. Essa combinação de fatores geralmente resulta em comportamentos indesejáveis e/ou características de personalidade que afastam outras crianças e aumentam ainda mais a vulnerabilidade da criança.

Neste capítulo, nosso enfoque é ajudar você a identificar as necessidades específicas de seu filho (por exemplo, ser mais tolerante ou responsável), e a ajudá-lo a compensar esses déficits com um programa individualizado de estratégias baseadas em competências. Neste capítulo, guiaremos você pelas formas de vulnerabilidade social que podem levar ao menosprezo dos colegas, usando Rafael e Talita como exemplos. No capítulo 8, enfocaremos os jovens socialmente vulneráveis que são rejeitados por seus colegas. Vamos recordar a história de Rafael e seus pais, Elaine e Leonardo.

Rafael: aprendendo a ser tolerante

Rafael é um menino de 8 anos, sensível, sério e irritável, que não vê como ele mesmo contribui para as situações negativas, não se considera culpado por nada ("Não fiz nada de errado"), e acredita que todas as outras pessoas são más. Os pais freqüentemente brigam com ele, até mesmo pelos mais simples motivos, e Rafael sempre diz que os pais o odeiam. Elaine e Leonardo apenas gostariam que o filho se acalmasse um pouco mais e tentasse participar de atividades sociais novamente. Usando as respostas para a lista de vulnerabilidades sociais de Rafael (veja o capítulo 3), Elaine e Leonardo escolheram os seguintes objetivos para Rafael:

Os objetivos de Rafael para se responsabilizar por seus atos

- ❖ Desenvolver uma postura mais adequada.
- ❖ Aceitar responsabilidade por seus atos.

Da mesma maneira que nas outras histórias reais, nosso principal objetivo é ajudar Rafael a se tornar mais ativo e bem-sucedido

O que fazer quando seu filho é socialmente vulnerável e menosprezado 165

socialmente. Mas ele apresenta algumas questões neurológicas subjacentes (problemas de aprendizagem pragmática), além de sua ansiedade e esquiva social, o que torna seu objetivo mais difícil de ser atingido, e torna-o mais vulnerável a ser menosprezado pelos colegas. Para melhorar seu sucesso social, Rafael precisa, em última análise, aprender a perceber como seu comportamento afeta as outras pessoas. Naturalmente, Elaine e Leonardo precisarão levar em consideração seus problemas de aprendizagem pragmática ao seguir um importante princípio norteador: *preste atenção à aflição de seu filho*.

Preste atenção à aflição de seu filho

Não é de surpreender que Elaine e Leonardo estejam preocupados com a atitude e o comportamento extremamente negativos de Rafael. Elaine diz: "Meu filho sempre consegue enxergar algo negativo em tudo o que faz. Reclama que tem muita lição de casa, que as crianças na escola são ruins, e que nós o odiamos. Gostaria que parasse de dizer isso; simplesmente não é verdade. Não entendo. Fazemos o possível para agradá-lo, mas tudo acaba em briga. Parece que Rafael não dá valor a nada que fazemos para ele, mas nunca esquece quando estamos muito ocupados e não podemos ajudá-lo. Talvez eu me esforce muito para fazê-lo feliz, mas acho que ficar sentado o dia inteiro assistindo à televisão não é saudável. Ele nunca quer fazer nada. Ou está muito cansado, ou alguma parte do corpo está doendo".

Leonardo concorda: "Tento ajudar Rafael a jogar tênis, mas ele não aceita minhas críticas e, ultimamente, tem preferido ficar em casa. Sempre que sugiro fazer alguma coisa, ele diz que odeia aquilo. Fico irritado quando ele diz: 'Não fiz nada de errado', mesmo quando está claro que fez. Nunca acha que a culpa é dele. Simplesmente não percebe suas falhas, e seus colegas já se incomodam com essa atitude dele. Parece que está sempre zangado. É um menino carinhoso e merece ter amigos. Gostaria que ele fosse um pouco mais tolerante".

Elaine e Leonardo estão certos: Rafael não é fácil. Mas não é culpa dele. Ele não tem a intenção de ser tão inflexível e difícil. Por causa de seus problemas de aprendizagem pragmática, ele não consegue compreender e interpretar determinados tipos de linguagem oral (como o sarcasmo), nem ler sinais não-verbais (sociais). É como se ele vagasse sem rumo em um país estrangeiro. Não tem um mapa nem conhece o idioma. Em outras palavras, está completamente perdido. Tentar compreender seu mundo é frustrante e cansativo. Essa é uma das razões pelas quais ele é negativo e está sempre cansado. Outra razão é que ele sofre de duas distorções cognitivas: filtro negativo e avaliação exagerada.

O filtro negativo do garoto faz que tenha a tendência a enfocar as características negativas de situações ou eventos. O fato de habitualmente avaliar tudo de maneira exagerada impede que experimente algumas atividades porque, em sua cabeça, a chance de ocorrer um resultado desagradável é muito grande. Se seu filho é como Rafael, é importante que você aceite e compreenda sua aflição, que resulta de seu problema de aprendizagem pragmática. Assim, você minimiza o ressentimento de sua parte, e o comportamento dele parecerá menos pessoal e intencional. Vamos analisar como Elaine e Leonardo atingiram a meta para Rafael.

Melhores atitudes. O primeiro passo para ajudar Rafael a desenvolver um comportamento mais adequado é ensiná-lo a interpretar corretamente a linguagem corporal das outras pessoas, tais como expressões faciais ou gestos.

Compreender a linguagem corporal das outras pessoas. Nosso rosto e nossos gestos transmitem uma grande quantidade de informações sobre nossos pensamentos, sentimentos e emoções. Mas as expressões faciais podem ser sutis, e são facilmente interpretadas de maneira equivocada, o que pode levar a desentendimentos ou a algo ainda pior em muitas situações, como nos jogos de cartas. Captar os sinais não-verbais é uma habilidade importante no jogo, e os melhores jogadores são especialistas em interpretar a linguagem corporal das outras pessoas. Por exemplo, movimentos faciais, como umedecer os lábios, abrir as narinas, passar a mão no rosto ou tamborilar repetidamente na mesa com alguma regularidade transmite sinais sobre o tipo de cartas que a pessoa tem nas mãos. Freqüentemente, interpretar de maneira errada pode custar muito caro, o que também é verdadeiro para as crianças que regularmente interpretam de maneira errada a linguagem corporal dos colegas ou dos familiares. Por exemplo, quando Rafael olha para o rosto de Elaine e vê nele uma expressão neutra (nem triste nem alegre), freqüentemente acha que ela está brava com ele. Elaine sempre diz a ele "Precisa saber quando realmente estou brava", mas para Rafael um simples indício de indiferença, automaticamente, o faz supor que a mãe esteja nervosa com ele. Esse tipo de situação também acontece quando ele está com os colegas. Rafael facilmente retrai-se quando não respondem imediatamente, e com expressões faciais simpáticas, ao seu cumprimento. Seu egocentrismo o faz esperar que os outros simplesmente parem o que estão fazendo para se concentrar nele, como no exemplo a seguir, no qual Elaine está ao telefone na cozinha quando Rafael entra, pedindo atenção:

Rafael: Mãe... [*com a tarefa na mão*]
Elaine: [*Com expressão neutra, sinaliza com a mão, pedindo para esperar*]
Rafael: Mãe... [*já impaciente*]

Elaine: Rafael, estou ao telefone [*fazendo o possível para manter uma expressão neutra*]

Rafael: Mãe, você me odeia [*sai correndo da cozinha*]

Se seu filho é como Rafael, ele pode ficar zangado com você por algum tempo ou guardar rancor. Quando seu filho estiver mais calmo, é muito importante que você o ajude a compreender a situação usando questões fundamentadas em evidências, como no exemplo a seguir:

Elaine: Rafael, eu disse que odeio você?

Rafael: [*nega, balançando a cabeça*] Mas... você me odeia.

Elaine: Por que você acha que eu o odeio?

Rafael: Você gritou comigo.

Elaine: [*com olhar surpreso*] O que foi que eu disse?

Rafael: Não sei [*bufando*].

Elaine: Disse simplesmente "Estou ao telefone".

Rafael: Você é má...

Elaine: Sou má porque disse que não podia desligar o telefone?

Rafael: [*balança os ombros*]

Elaine: Pareço brava? É a minha cara?

Rafael: [*concorda*]

Elaine: O que eu sempre digo a você?

Rafael: Que preciso saber quando realmente fica brava.

Elaine: Então, ainda acredita que estou brava?

Rafael: Acho que não.

Para evitar possíveis interpretações erradas, Rafael precisa aprender a compreender melhor o significado dos gestos e das expressões faciais. Isso pode ser conseguido seguindo nossa seqüência de seis passos, retirada em parte das idéias e estratégias dos

O que fazer quando seu filho é socialmente vulnerável e menosprezado   169

pesquisadores do comportamento humano Richard Lavoie (2005) e Stephen Nowicki e Marshall Duke (1992):

1. *Sintonização.* Monte dois conjuntos de cartões (um para os pais e outro para a criança) com os nomes de estados emocionais gerais que seu filho vivencia regularmente, como zangado, amedrontado, triste, tímido, negativo, feliz e cansado, entre outros. Para cada uma dessas emoções, acrescente pelo menos dois outros cartões que mostrem os nomes de nuances mais sutis daquela emoção (por exemplo, para zangado você pode fazer cartões com "irritado" e "agitado"; para amedrontado você pode fazer cartões com "preocupado" e "nervoso"). Na parte de trás de cada cartão, coloque uma foto de uma expressão facial que retrate aquela emoção. As fotos podem ser retiradas de revistas em quadrinhos, revistas, álbuns de fotos, ou desenhos feitos por um membro da família. Certifique-se de incluir seu filho nesse processo.

2. *Desenvolver o poder da observação.* Usando os cartões, jogue com seu filho o jogo "adivinhando as emoções". Revezando com ele, em dez tentativas, segure um cartão e veja se seu filho consegue identificar a emoção mostrada na foto. Jogue em todos os dias, até que seu filho acerte as respostas em pelo menos 50% das vezes. Pense em recompensas para alcançar a meta. Depois, continue jogando pelo menos uma ou duas vezes por semana, até que seu filho acerte em pelo menos 75% das vezes. Para ajudar seu filho a desenvolver o poder da observação, principalmente de expressões faciais e gestos, assista a filmes ou a programas de televisão direcionados à família ou até mesmo a vídeos de eventos familiares, sem o som. Desenhos são especialmente úteis, pois a

170 TIMIDEZ – Como ajudar seu filho a superar problemas de convívio social

linguagem corporal é geralmente exagerada. Além disso, vídeos tirados de reuniões familiares, como festas de aniversário, podem ajudar seu filho a olhar novamente as expressões durante diálogos de colegas ou de irmãos durante o evento.

3. *Compreender os sinais sociais.* Represente e adivinhe os personagens favoritos de filmes e programas de televisão. Para ir ainda mais longe, pense em imitar uns aos outros de maneira cômica. Se seu filho for muito sensível, deixe que outros membros da família imitem você primeiro, dizendo, por exemplo: "Como é a mamãe quando ela fica brava?" O importante aqui é ajudá-lo a ligar as expressões faciais e os gestos às emoções. (Use o bom senso para determinar, primeiro, se seu filho pode suportar ser imitado de maneira branda, mas trabalhe para que ele suporte ser imitado, mesmo que brevemente. Fazer seu filho rir de si mesmo será de grande valia para suavizar seu temperamento muito sério.)

4. *Dominar o poder de observação.* Saia com a família para locais como parques, restaurantes ou *shoppings* para ajudar seu filho a praticar a observação de outras pessoas em situações reais. Estimule-o a prestar atenção a casais, grupos de crianças e a colegas individualmente. Situações muito relevantes a serem observadas incluem pessoas durante diálogos agradáveis, outras discutindo, crianças ou adultos envolvidos em brincadeiras sossegadas ou agressivas, e alguém sendo posto de lado. Faça perguntas e estimule-o a inventar histórias para explicar as circunstâncias que envolvem cada situação. Leve com você os cartões e jogue "adivinhando as emoções" para ajudá-lo a classificar com eficácia as emoções das outras pessoas em ambientes naturais.

O que fazer quando seu filho é socialmente vulnerável e menosprezado   171

5. *Tomar decisões dentro do contexto.* À medida que seu filho se torne mais competente no poder da observação e passe a compreender melhor os sinais sociais, ajude-o a tomar decisões acertadas com base no julgamento que ele faz dos outros. Por exemplo, em restaurantes, estimule-o a prestar atenção ao serviço do garçom. Enquanto o garçom estiver longe da mesa, ajude-o a decidir o nível geral do serviço, se é excelente, bom, satisfatório ou ruim (mas certifique-se de que seu filho compreenda que esse tipo de conversa pode constranger o garçom ou deixar seus colegas em situação desagradável; e precisa ser conduzida em voz baixa). Em seguida (em voz baixa!), ajude a evidenciar as recomendações dele com base na maneira, rapidez e/ou grau de cortesia do garçom. Faça o possível para ajudar seu filho a concentrar-se no comportamento interpessoal do garçom (e não na qualidade da comida). Aproveite as fichas para avaliação do serviço que muitos restaurantes fornecem. Exercícios semelhantes podem avaliar o nível de serviço de uma pessoa que faz algum tipo de reforma (na sua casa), a qualidade de uma brincadeira entre um irmão e um amigo, ou o resultado de um evento em família.

Compreender tons de voz. Quando seu filho conseguir decodificar melhor as expressões faciais e os gestos, o próximo passo é ajudá-lo a compreender que tons de voz são indicadores das emoções das outras pessoas. Por exemplo, para crianças teimosas, como Rafael, quaisquer exigências como "Faça sua lição de casa", "Arrume seu quarto" ou "Escove os dentes" podem ser vistas como intromissão e desencadeiam brigas. Inicialmente, suas exigências são feitas num tom de voz baixo e calmo. Com o tempo, contudo, pelo fato de seu filho resistir a cooperar, o tom de sua voz naturalmente torna-se mais alto e mais intenso.

Ele interpreta sua voz como se você estivesse brava; então ele responde: "Você é ruim" ou "Você me odeia". Mas, na realidade, seu tom de voz tem muito pouco que ver com a interpretação dele. Na realidade, ele provavelmente está bravo com você, mas associa seu tom de voz ao fato de estar brava com ele. Na verdade, você precisa ajudar seu filho a deixar de associar seu tom de voz, e a prestar mais atenção ao contexto das situações. Do mesmo jeito que Rafael tem de aprender que uma expressão neutra pode realmente ser neutra, ele precisa compreender que, da mesma maneira, o tom de voz é geralmente sutil e não confiável, e deve ser usado com cuidado ao interpretar as emoções das outras pessoas. Nos exemplos a seguir, Elaine ajuda Rafael a deixar de lado suas associações preconcebidas.

1. *Fale baixo.* Fale baixo e delicadamente ao pedir que seu filho execute uma tarefa. A princípio, isso será muito confuso para ele, como é ilustrado abaixo:

Elaine: [*falando baixo*] Rafael, você pode tirar a mesa, por favor?

Rafael: [*parece confuso*] Já vai.

Elaine: [*falando baixo*] Por favor, tire agora.

Rafael: [*parece bravo*]

Elaine: Estou brava com você?

Rafael: [*nega com a cabeça*]

Nesse exemplo, não há tom de voz para interpretar incorretamente. Rafael precisa aprender que Elaine não está brava com ele simplesmente porque pede que execute uma tarefa. É também importante ajudar seu filho a compreender o significado dos tons de voz altos ou bravos.

O que fazer quando seu filho é socialmente vulnerável e menosprezado   173

2. *Aumente sua voz.* Tente usar um tom de voz alto ao pedir que seu filho participe de eventos agradáveis, como ilustrado abaixo:

Elaine: [*falando alto*] Rafael, você quer ir ao cinema?
Rafael: [*sorri*] Sim.
Elaine: Estou brava com você?
Rafael : [*parece surpreso*] Não...
Elaine: Mas eu falei alto com você.
Rafael: [*balança os ombros*]
Elaine: Falar alto significa que estou brava com você?
Rafael: [*parece confuso*] Acho que não.

A idéia é praticar esses exercícios até que seu filho não suponha automaticamente que você está bravo com ele. Por exemplo, pode ser que ele hesite por um momento antes de responder. O próximo passo é elevar um pouco sua voz quando pedir para que ele assuma responsabilidade. Tenha certeza de perguntar a ele se você está bravo, dizendo: "Estou bravo com você?", e ajudá-lo a compreender que você simplesmente quer sua cooperação. (Conseguir que seu filho coopere é outra questão, que será amplamente abordada no caso de Ivan e seus pais, Heitor e Renata, no capítulo 8.)

Entender a ação dos outros. Se seu filho for como Rafael, ele pode andar normalmente irritado, achando que todo mundo é mau. Isso resulta, em geral, das habilidades pouco desenvolvidas para a compreensão de linguagens corporais e tons de voz. Mas ele pode também entender mal a ação das outras pessoas, o que, por fim, provoca sua esquiva. Usando questões baseadas em evidências, você pode ajudar seu filho a interpretar mais precisamente as conseqüências da sua interação com os colegas, o que ilustramos com Rafael e seu pai, Leonardo:

Leonardo: Rafael, você se divertiu na festa de aniversário?

Rafael: [*faz careta*] Não... todo mundo é mau.

Leonardo: [*parece surpreso*] Quando eu cheguei para buscá-lo, parecia que você estava se divertindo.

Rafael: [*balança a cabeça*] Foi a pior festa a que já fui.

Se a conversa acabar nesse ponto, Rafael se lembrará de que "todo mundo é mau" e de que ele não se divertiu na festa. Tal avaliação fortalecerá sua tendência a superestimar as coisas, e diminuirá consideravelmente a possibilidade de que participe de outras festas no futuro. O primeiro passo é esclarecer quaisquer interpretações equivocadas.

1. Esclareça interpretações equivocadas.

Leonardo: Quem foi mau com você?

Rafael: [*quase chorando*] Todo mundo.

Leonardo: Quais crianças?

Rafael: [*dá de ombros*]

Leonardo: Você pode me dizer um nome?

Rafael: [*hesita*] Téo...

Leonardo: Téo? Sério? Ele é seu melhor amigo.

Rafael: Não. Não é mais. Nunca mais vou brincar com ele.

Leonardo: Ele falou alguma coisa de que você não gostou?

Rafael: [*nega com a cabeça*]

Leonardo: Ele fez alguma coisa ruim?

Rafael: Ele não quis brincar comigo.

Leonardo: Não entendo. Vocês pareciam estar se divertindo quando fui buscá-lo...

Rafael: [*suspira, olha para baixo*]

Leonardo: Você quis dizer que foi quando a festa começou?

Rafael: [*concorda com a cabeça*]

O que fazer quando seu filho é socialmente vulnerável e menosprezado   175

Rafael, assim como outras crianças com problemas de aprendizagem pragmática, tem expectativas extremamente rígidas quanto à maneira como os colegas *deveriam* se comportar. E, por causa do filtro negativo e da dificuldade de entender a ação das outras pessoas, quando os colegas comportam-se de maneira diferente do que esperava, considera isso muito pessoalmente. (Afirmativas como "*deveria*" são também distorções cognitivas que não representam a verdade para eles. Por exemplo, quando dizemos: "Eu deveria ter mais dinheiro", o que realmente queremos dizer é "Eu gostaria de ter mais dinheiro". Essas afirmativas geram decepções, uma vez que não têm muita relação com a realidade.)

O garoto freqüentemente sente-se intencionalmente excluído pelos colegas por causa de suposições incorretas do "deveria". Assim, o próximo passo é ajudá-lo a entender a diferença entre exclusões passivas ou ativas por parte dos colegas. Continuamos com nosso diálogo entre Rafael e seu pai, Leonardo:

2. Explique as exclusões passivas e ativas.

Leonardo: Téo estava brincando com outras crianças quando você chegou?

Rafael: [*concorda*]

Leonardo: Você esperava que ele parasse imediatamente de brincar com eles para brincar com você?

Rafael: [*concorda*] Ele é meu melhor amigo.

Leonardo: Eu sei, mas se ele imediatamente deixasse as outras crianças, como elas se sentiriam?

Rafael: Mal.

Leonardo: Isso mesmo. Então, você realmente acredita que seu melhor amigo foi mau com você?

Rafael: [*dá de ombros*]

176 TIMIDEZ – Como ajudar seu filho a superar problemas de convívio social

Leonardo: Eu sei que você ficou chateado porque ele não veio cumprimentá-lo logo, e você se sentiu excluído; mas Téo só estava ocupado com as outras crianças. Ser mau é quando outra criança insulta você ou se recusa a deixá-lo brincar com eles. Aconteceu isso?

Rafael: [*discorda com a cabeça*]

Leonardo: A próxima vez em que você se sentir excluído, o que você pode fazer?

Rafael: Ir falar com eles.

Leonardo: Exatamente. Você ainda é amigo do Téo?

Rafael: [*concorda discretamente*]

Se seu filho apresenta tais problemas, mas também não é determinado. ajude-o a praticar formas não-verbais de participação e ferramentas de conversação, conforme sugeridas no caso sobre Isabelle, no capítulo 5. Fazer isso irá restaurar sua confiança e ajudá-lo a manter interações sociais positivas.

Ser responsável pelos próprios atos. Por causa de problemas de aprendizagem pragmática e distorções cognitivas, Rafael achava, equivocadamente, que os colegas o estavam excluindo. O que ele ainda não entende é como seu próprio comportamento afeta negativamente os outros. De modo curioso, os colegas de Rafael raramente eram maus com ele. Contudo, ele freqüentemente os afastava com expressões faciais zangadas, comentários muito negativos e queixas de dores. Se, como Rafael, seu filho tem dificuldade para entender os efeitos do próprio comportamento, é hora de ajudá-lo a ver o que acontece.

Olhar-se no espelho. Rafael, como você já sabe, tinha muita dificuldade para esconder as próprias emoções. E, por estar permanentemente irritado, sua expressão facial zangada (olhar

O que fazer quando seu filho é socialmente vulnerável e menosprezado

penetrante e lábios cerrados) é sempre evidente. Os colegas podem acreditar que Rafael esteja bravo com eles, mas não têm a mínima idéia do motivo. Logicamente, tentar explicar isso a ele é exasperador. Na sua mente, ele nunca é culpado de nada. Se seu filho é como Rafael, seu modo de pensar pode ser bastante concreto. Portanto, sinais ou sugestões sutis relativas ao seu comportamento podem não ser compreendidos. Torne seus comentários os mais reais e visuais possíveis.

Elaine ajudou Rafael a ter consciência da sua expressão zangada fazendo que se olhasse no espelho (Nowicki e Duke, 1992). Como você pode imaginar, ele se recusava a alterar as próprias expressões. Para que aceitasse isso melhor, ambos trabalharam para desenvolver expressões mais amigáveis. Em público, Elaine daria dicas a Rafael para que mudasse sua expressão zangada sussurrando: "Rosto". Para ajudar Rafael a se sentir mais no controle, deixaram que ele sinalizasse também à mãe, sussurrando: "Sorriso".

Consideramos muito úteis vídeos ou fotos das expressões faciais de seu filho em situações sociais espontâneas. Mostrar, em vez de dizer ao seu filho que ele está com uma expressão zangada (ou outras expressões desagradáveis), pode evitar brigas.

Não ser negativo. Além das expressões faciais zangadas, Rafael também precisa diminuir seu discurso negativo. Freqüentemente dizemos aos nossos jovens pacientes: "Você pode pensar o que quiser, mas precisa ter cuidado com o que diz". Ajude seu filho a ter mais consciência da própria negatividade dizendo a ele: "Isso soa negativo para mim". Além disso, comente imediatamente sobre o ocorrido por meio de fitas de vídeo ou áudio. Mostre a ele como ele é percebido, gentilmente ajudando-o a perceber que é desagradável olhar ou ouvir a negatividade de outra pessoa. O próximo passo é explicar a diferença entre reclamar e maneiras mais construtivas de expressar descontenta-mento. Enfatize que reclamar geralmente envolve um tom mais contundente, como raiva ou indignação, e usa palavras emo-cionais que transmitem forte aversão, por exemplo, "nojo", "ódio" ou "horror".

Expressar melhor. Reveze com seu filho, representando as recla-mações e os comentários. Mostre a ele, por meio de linguagem corporal não-verbal (reforço), que você não está satisfeita ou interessada em ouvir as reclamações dele. Por exemplo, mini-mize contato visual, apresente expressões faciais de desconforto ou simplesmente se afaste. Depois, mostre a ele como transmi-tir as frustrações de maneira clara, enfatizando decepção em vez de forte aversão. Continue a praticar até que seu filho co-mece a expressar descontentamento de maneira mais constru-tiva, dizendo, por exemplo: "Fiquei decepcionado..." Quando ele fizer isso, certifique-se de dar a ele atenção positiva.

Quando a negatividade do seu filho começar a diminuir, prati-que a retribuição, da mesma maneira que Beatriz e Henrique fizeram com George, reconfigurando (dizendo: "Você pode di-zer isso de outra maneira?"), e confirmando o positivo. Isso o ajudará a se tornar cada vez mais construtivo e otimista quanto ao modo de pensar e falar.

Tratar do cansaço. Se a negatividade do seu filho persistir, ape-sar da prática constante desses exercícios, talvez seja hora de avaliar seu nível de energia. Por exemplo, Rafael está cansado na maior parte do tempo por causa da sobrecarga dos seus pro-blemas de aprendizagem pragmática. Visto que ele tem de tra-balhar muito apenas para compreender o mundo à sua volta, não é de surpreender que se sinta irritado, exausto e muito ne-gativo. Entretanto, a fadiga de George estava relacionada aos

O que fazer quando seu filho é socialmente vulnerável e menosprezado   179

seus hábitos irregulares de sono e alimentação, bem como à falta de exercícios. Pelo fato de ser difícil saber exatamente o que está causando a fadiga sem uma avaliação cuidadosa, é importante examinar se o bem-estar geral e o nível de energia do seu filho poderiam ser melhorados com algumas mudanças saudáveis na rotina diária.

No caso de Rafael, a rotina era, de modo geral, adequada. Seu cansaço resultava mais da sua percepção de falta de descanso. Ele reclamava de estar cansado porque "Nunca tenho tempo livre". Conhecendo Rafael, sua queixa provavelmente se devia a outra impressão equivocada. Na realidade, ele tinha pelo menos duas horas livres todos os dias após a escola. Quando Elaine e Leonardo tentaram explicar isso a ele, ele os acusou de mentirosos. Lembre-se: se seu filho for como Rafael, por causa do seu modo concreto de pensar, as explicações geralmente não serão compreendidas. Para ajudar Rafael a compreender a própria rotina, Elaine montou um quadro semanal mostrando ao filho seu tempo livre. Mesmo assim, ele não se convenceu. Então, Elaine integrou períodos livres diários de 30 minutos cada, garantidos em quaisquer circunstâncias. Rafael começou a se sentir mais seguro, e, duas semanas mais tarde, não reclamava mais de cansaço o tempo todo.

São necessários dois. Se seu filho é como Rafael, uma de suas maiores preocupações pode ser o fato de que ele nunca ache que tem culpa. Para ajudá-lo a assumir responsabilidade por sua parte em situações difíceis, vamos voltar à festa de aniversário. Sabemos que Rafael ficou visivelmente bravo com seu amigo Téo. Também sabemos que ele erroneamente esperava que o melhor amigo viesse cumprimentá-lo assim que chegasse. O que ele não revelou, no entanto, é que gritou com Téo por ele ter deixado de cumprimentá-lo. Depois de muitas perguntas feitas pelo pai, Rafael contou esse detalhe, conforme ilustra o seguinte diálogo:

Leonardo: Rafael, vamos convidar Téo para jantar em casa?
Rafael: [*nega com a cabeça, olha para baixo*]
Leonardo: Por que não? Você compreendeu por que ele não cumprimentou você assim que chegou?
Rafael: [*concorda de leve*]
Leonardo: Há mais alguma coisa que você não me contou?
Rafael: [*suspira*]
Leonardo: Filho...
Rafael: Eu disse pra ele: "Você não é mais meu amigo" [*tom de voz zangado*]
Leonardo: Ah, Rafael... você brigou com ele.
Rafael: Ele não queria brincar comigo. Não é minha culpa. Não fiz nada de errado.
Leonardo: [*respirando fundo*] Pensei que já estivesse tudo bem entre vocês.
Rafael: Ele foi mau.
Leonardo: Talvez ele tivesse de ter dado mais atenção a você.
Rafael: [*concordando com a cabeça*]
Leonardo: Mas, Rafael, precisava ter gritado com seu amigo?
Rafael: Na verdade, não...
Leonardo: Acho que é bom pedir desculpas.

Uma criança como Rafael geralmente deixa de assumir responsabilidade por seus atos de duas maneiras: minimiza sua parte na interação, considerando apenas a reação do colega, ou justifica sua reação, percebendo apenas a provocação do colega. Para desenvolver e manter as amizades, ele precisa desesperadamente aprender o poder do pedido de desculpas. Logicamente, não é tarefa fácil, já

O que fazer quando seu filho é socialmente vulnerável e menosprezado 181

que ele realmente vê (e acredita) que nunca é culpa dele. No exemplo a seguir, Leonardo explica como o filho pode desculpar-se sem se humilhar.

Leonardo: Vamos pedir desculpas ao Téo.
Rafael: Não vou pedir desculpas. Não fiz nada de errado.
Leonardo: Para você, pedir desculpas significa dizer: "Foi tudo culpa minha?"
Rafael: [*concorda com a cabeça*]
Leonardo: Está enganado, porque é simplesmente dizer: "Sinto muito a gente ter brigado". Você não tem nem de dizer a ele que sente ter gritado com ele.
Rafael: Ele que peça desculpas primeiro.
Leonardo: E se ele não pedir?
Rafael: [*parece pensativo*]
Leonardo: Está disposto a não ser mais amigo dele?
Rafael: [*suspira*]
Leoanrdo: Há quanto tempo vocês são amigos?
Rafael: Desde o pré.
Leonardo: E aí? Que tal tentar?
Rafael: Tá bom... Mas ainda estou bravo com ele.
Leonardo: Tudo bem. Pedir desculpas significa que você ainda se importa. Todos cometemos erros. O que Téo dirá quando você for pedir desculpas?
Rafael: Que ele também sente muito...
Leonardo: Pode apostar. E o que acontece depois disso?
Rafael: Ainda somos amigos.
Leonardo: Isso mesmo. Está pronto para se desculpar?
Rafael: [*sorri timidamente*]
Leonardo: Vamos, campeão. Estou orgulhoso de você.

182 TIMIDEZ – Como ajudar seu filho a superar problemas de convívio social

Se seu filho, ainda assim, recusar-se a pedir desculpas, pense em ajudá-lo a escrever uma cartinha, que poderá ser bem simples, apenas com as palavras "Sinto muito".

É muito importante que o pedido de desculpas torne-se um assunto familiar. Às vezes, os pais acreditam que por causa da própria autoridade, é inadequado desculpar-se com a criança. Eles, como Elaine, julgam que isso pode ser considerado sinal de fraqueza. No mínimo, você será visto como mais humano e merecedor de respeito. Você tem amigos, parentes, ou colegas de trabalho que são egocêntricos e parecem incapazes de pedir desculpas? Todos sabem como isso é frustrante. Por lidar com pessoas assim, sabemos que não podemos mudar o comportamento dos outros, mas podemos mudar nossas ações, o que geralmente altera a maneira como os outros reagem em relação a nós. Por isso é que pedir desculpas é uma ferramenta tão importante para nós.

O momento de ajudar seu filho é agora. Lembre-se: a dificuldade dele em se desculpar não é pessoal nem por maldade; de fato, está relacionada aos problemas de aprendizagem pragmática e distorção cognitiva. Mas seu filho seguirá seu exemplo. Faça disso sua missão: mostrar a ele o valor do pedido de desculpas. Ao fazer isso, você sem dúvida melhorará a qualidade dos relacionamentos – dele e seus – com os colegas e com a família.

A seguir, abordaremos nosso próximo tipo de vulnerabilidade social com a história de Talita que, como Rafael, tem propensão a ser menosprezada pelos colegas.

Talita: tornando-se responsável

Conforme você pode lembrar do capítulo 3, Talita é uma menina de 9 anos que tem dificuldade de completar as tarefas de ma-

O que fazer quando seu filho é socialmente vulnerável e menosprezado   183

neira independente. Na escola, os professores de Talita relatam que ela se distrai facilmente e não consegue seguir instruções. Os pais, Flávia e Silas, estão preocupados porque a filha está perdendo o interesse pelos esportes e parece estar se afastando dos amigos. Gostariam que se tornasse mais concentrada e motivada, e cumprisse com as próprias obrigações. Usando a lista de vulnerabilidades de Talita (veja o capítulo 3), Flávia e Silas estabeleceram as seguintes metas para Talita:

Metas de organização de Talita

- ✧ Desenvolver melhores habilidades de organização.
- ✧ Tornar-se mais motivada.

Como você já sabe, além de apresentar ansiedade social e esquiva social, Talita tem alguns problemas neurológicos subjacentes (DDA e distúrbio de processamento auditivo central), que a tornam socialmente vulnerável. Por causa de sua esquiva natural, fica mais suscetível a ser menosprezada pelos colegas. Talita, em última análise, precisa aprender a "sintonizar-se" melhor durante as interações sociais. Para ajudá-la com isso, Flávia e Silas precisam compreender melhor a verdadeira natureza das dificuldades de atenção da filha, usando o seguinte princípio: *fique atento ao comportamento do seu filho.*

Flávia e Silas sentem-se frustrados com a falta de responsabilidade de Talita. "Não entendo", comenta Flávia. "Ela tem 9 anos, deveria ser capaz de fazer a lição de casa ou de escovar os dentes sozinha. Mas, se não insisto umas três ou quatro vezes, ela não faz. Desculpe, mas não posso mais aceitar 'Já vai', como resposta. Ela fica assistindo à televisão por três horas seguidas sem piscar, mas precisa fazer 'intervalos' a cada dez minutos quando está fazendo a lição. Às vezes, acho que minha filha tem problema de audição. E

184   TIMIDEZ – Como ajudar seu filho a superar problemas de convívio social

o quarto? Não dá nem para chegar perto. Um horror. Mesmo depois de Talita ficar arrumando o quarto durante um dia inteiro, parece igual, se não pior. Estou realmente cansada. Não importa o quanto eu tente ajudá-la, ela fica brava e quer que eu a deixe em paz. Acredite, fico tentada a fazer isso. Mas não dá para ficar sentada e vê-la fracassar."

Silas concorda. "É muito difícil conseguir que Talita faça alguma coisa sozinha. Ela é esquecida e perde as coisas. Eu sou meio parecido. Minha esposa fica irritada comigo também, e eu não a culpo. Mas estou ficando preocupado. Talita está perdendo o interesse pelos esportes e reclama de cansaço o tempo inteiro."

Por um lado, Flávia está certa. Sua filha deveria ser capaz de fazer a lição e de cuidar de si mesma com mais independência. Mas, lembre-se: "deveria" é uma distorção cognitiva. O que Flávia realmente quer dizer é que ela gostaria que Talita fosse mais independente e responsável. O fato de ela não ser independente não é culpa da filha. Ela não é nem preguiçosa nem manipuladora. Na verdade, apresenta déficit de atenção e processamento auditivo genuínos. Compreender e aceitar que o comportamento de Talita não é intencional e é reflexo do seu perfil neurológico minimizará os sentimentos de culpa e ressentimento dos pais. No entanto, ficar constantemente lembrando e supervisionando Talita não é somente inconveniente, como também cansativo para os pais. Há uma maneira mais apropriada de ajudar a filha a se tornar mais independente. Vamos ver como Flávia e Silas conseguem isso.

Desenvolver melhores habilidades de organização. O primeiro passo é criar procedimentos que ajudem a criança a se concentrar, ser mais organizada e, por fim, ter mais sucesso ao cumprir as obrigações de casa e da escola. Quando Talita se tornar mais proficiente em nossa seqüência de seis passos, o mesmo processo pode ser imediatamente aplicado às atividades e eventos sociais.

O que fazer quando seu filho é socialmente vulnerável e menosprezado   185

1. *Identificar áreas*. Identificar algumas áreas importantes nas quais que você gostaria que as habilidades de organização fossem melhoradas. Por exemplo, Flávia e Silas estavam especialmente interessados em ajudar Talita a se tornar mais auto-suficiente na sua lição de casa, nas tarefas do dia-a-dia e na higiene pessoal. No entanto, seja razoável ao selecionar essas áreas para seu filho. Eleger um grande número de áreas pode facilmente assustar seu filho e resultar em mínima ou nenhuma melhoria. Além disso, regule as suas expectativas de acordo com os problemas de atenção ou de audição do seu filho. Isso significa que esperar que seu filho automaticamente tome iniciativas provavelmente não é a realidade, e apenas oferecer tempo maior para que complete as tarefas (sem sua ajuda) é insuficiente.

   Além disso, você pode querer decidir quais tarefas são mais importantes. Permitir que de vez em quando seu filho deixe de escovar os dentes certamente não é uma boa idéia. Mas, será que ele precisa arrumar o quarto todos os dias? Flávia decidiu que o quarto da filha deveria ser arrumado até o final da semana. Pediu a Talita que deixasse a porta do quarto fechada, e, no "dia de arrumar o quarto", Flávia ajudava Talita nas etapas necessárias e dava a ela os parabéns por ser responsável.

2. *Fazer pedidos importantes e obter confirmação*. Se seu filho tem déficit de atenção e processamento auditivo semelhantes aos de Talita, nunca pressuponha que ele vá atender ou processar o que você disser. Talita freqüentemente deixa de atender às solicitações da mãe, como, por exemplo, "Venha jantar" ou "Escove os dentes". Como a maioria dos pais, Flávia repetia três ou quatro vezes a mesma coisa, chegando a ponto de gritar para obter uma resposta. Mas Flávia ge-

ralmente chamava a filha de outro cômodo da casa. Em vez disso, é melhor que ela aborde Talita de perto, estabelecendo contato visual e pedindo que ela repita o que ela disse. Em outras palavras, em vez de repetir três vezes, tenha certeza de que seu filho prestou atenção da primeira vez. Depois, se ele deixar de responder, você saberá que ele não está ignorando-o. Na verdade, provavelmente está muito concentrado em uma determinada atividade, distraído ou confuso. Busque sinais de que ele esteja confuso, como expressões faciais e declarações estranhas como "Hamham" ou "O quê?".

3. *Incentivo*. Quando houver captado a atenção do seu filho e se certificado de que ele compreendeu suas solicitações, incentive-o a iniciar uma atividade específica. Por enquanto, isso significa guiá-lo até o banheiro para escovar os dentes ou ao quarto para organizá-lo. Apesar de você ter incentivado, e basicamente o levado até lá, elogie o fato de ter ouvido ("Gosto quando você me ouve") e tomado a iniciativa. É lógico que, se você parar por aí, ele pode facilmente se distrair e acabar não fazendo nada. Se você ficar em volta dele, vocês dois podem se chatear. Em vez disso, ajude-o a começar e desenvolva um plano de monitoramento adequado.

4. *Ajude seu filho a começar*. Em tarefas simples, relativamente breves, como escovar os dentes, elogie seu filho pelo progresso ("Você está se saindo muito bem"), e depois se retire da situação. Quando ele houver terminado, cumprimente-o pelo comportamento responsável. Em tarefas mais complexas, como fazer a lição de casa, arrumar o quarto ou se vestir pela manhã, sua orientação inicial torna-se mais importante.

Em geral, não valorizamos nossa habilidade de realizar uma tarefa aparentemente simples, como organizar o quarto. Mas, para uma criança com déficit de atenção e/ou processamento auditivo, uma tarefa como essa pode ser uma tortura. Primeiro, o quarto contém um número infinito de coisas que desviam a atenção, como papéis, lápis e brinquedos, entre outras coisas. Segundo, o que realmente quer dizer "arrumar o quarto"? Seu filho pode não saber por onde começar, e, mesmo que soubesse, poderia se distrair muito rapidamente e começar a fazer outra coisa. Portanto, seja específico ("Gostaria que, primeiro, você arrumasse a cama"), divida as tarefas maiores em diversas pequenas etapas, e prepare-se para ajudá-lo a começar.

5. *Monitoramento*. Todos nós achamos que dedicar tempo para captar a atenção da criança, incentivá-la e ajudá-la a começar é suficiente. E, para algumas crianças socialmente vulneráveis, isso é verdade. Mas, se seu filho tem déficit de atenção e de processamento auditivo, você provavelmente terá de acompanhá-lo até a finalização da atividade. Isso significa fazer "comentários" ("Você está indo muito bem" e "Continue assim") para manter a atenção, ou ajudá-lo, conforme a necessidade. Dessa maneira, você o ajudará finalmente a ter sucesso. Elogie e enfatize os esforços. Com o tempo, a quantidade de ajuda que você precisa oferecer diminuirá. A dependência dele de seus comentários e incentivos, contudo, pode variar.

6. *Pratique o controle de estímulo*. Implementar os primeiros cinco passos ajudará seu filho a cumprir as solicitações e a se tornar mais responsável. A seguir, gostaríamos que ele cumprisse as obrigações sem muito envolvimento da sua parte.

Como você sabe, ter de mandar repetidas vezes que seu filho termine a lição ou que complete tarefas pode cansar – tanto você quanto seu filho podem se irritar rapidamente. Portanto, qualquer ordem que você dê repetidamente pode ser percebida como impertinência e resultar em briga. Usar o controle de estímulo ajudará seu filho a reagir mais adequadamente (sem muito pensar), aprendendo a associar determinados comportamentos a dicas específicas (palavras, gestos). Quando Flávia e Silas captavam a atenção de Talita, indicavam com palavras ou gestos. Por exemplo, para "Escovar os dentes", diziam "Dentes", e, em seguida, um gesto apontando a boca com o dedo indicador. "Faça a sua lição de casa" virou um gesto que apontava para a mochila de Talita. Faça o possível para que as associações sejam significativas, mas o mais gentis possíveis. Para crianças mais novas, você pode pensar em usar palavras e fotos. Praticar o controle de estímulo facilitará muito sua vida, mas, o que é mais importante, ajudará seu filho a alcançar o sucesso social.

Os colegas de Talita começaram a notar sua desatenção (chamando-a de "lunática") e a ficar decepcionados com os erros por desatenção durante as atividades esportivas. Para ajudá-la a combater o problema, Silas praticou um assobio baixinho seguido de um gesto (apontando os olhos) para chamar a atenção de Talita indicando que se concentrasse. Durante os jogos, ele ajudava Talita a se manter focada com indicações não-verbais (sorrindo, batendo palmas, fazendo sinal de positivo).

Flávia ajudou a filha a praticar habilidades de conversação e trabalhou com formas não-verbais de participação (como os pais de Isabelle fizeram, no capítulo 5) para as ocasiões em que Talita tinha dificuldade de participar e/ou de acom-

O que fazer quando seu filho é socialmente vulnerável e menosprezado

panhar as conversas. Por exemplo, Flávia trabalhou com Talita para ajudá-la a se lembrar de fazer contato visual, sorrir e aquiescer para mostrar interesse durante as conversas. Quando Talita começou a usar as habilidades não-verbais de comunicação com mais eficácia, Flávia ensinou-a a fazer perguntas a fim de manter a conversa. Fazendo isso, ajudou a filha a se envolver com o grupo de colegas em vez de chamar atenção negativa para si ao se esquivar.

Desenvolver mais motivação. Nosso plano de organização pode ser muito eficaz. Mas, sem a motivação adequada, o sucesso pode ser limitado. Crianças com problemas de atenção geralmente não têm auto-motivação (Barkley, 2005). Não é que sejam preguiçosas; simplesmente é parte do perfil neurológico. Ficar irritado com a falta de responsabilidade do seu filho ou apenas dar a ele mais tempo para completar as tarefas não funciona. No mínimo, todos vocês se sentirão frustrados, e ele será punido. Isso pode facilmente tornar-se um ciclo vicioso, causando sentimentos de ressentimento desnecessários. A boa notícia, contudo, é que, com o tempo, com seu suporte e sua orientação, bem como com o amadurecimento neurológico, a automotivação de seu filho finalmente se desenvolverá. Mas agora, sem os motivadores externos, ele pode perder tempo em casa, na escola e com os colegas. Como você pode proporcionar motivação externa?

Pense em recompensas. É importante lembrar que uma recompensa não é um suborno. Uma recompensa é uma conseqüência positiva para um comportamento desejado. Uma recompensa aumenta a probabilidade de que um comportamento positivo ocorra novamente. Com outras crianças discutidas neste livro, usamos recompensas para ajudá-las a superar a timidez ou a ansiedade social, e também para tomarem iniciativa junto aos colegas. Se seu filho é como Talita, as recompensas farão que seja mais responsável e independente. Não há necessidade de gastar muito dinheiro. Na verdade, seu sistema de recompensas deve incluir o seguinte:

- ❖ Itens pequenos e baratos (por exemplo, figurinhas, acessórios para o cabelo).
- ❖ Atividades sociais ou em casa (alugar um vídeo, assistir a um programa na televisão, ficar no computador ou convidar amigos para brincar).
- ❖ Elogios dos pais.

Dê as recompensas. Programas com fichas são úteis para encorajar a obediência, especialmente com crianças que têm dificuldade de esperar. Geralmente, um número predeterminado de fichas (adesivos, estrelas douradas, cartas de baralho) é ganho após a finalização bem-sucedida de uma tarefa. Em seguida, as fichas são trocadas por recompensas tangíveis, sociais, ou por atividades. Os programas de fichas variam desde quadros em que os adesivos são colados, para crianças menores, até programas elaborados para crianças mais velhas e adolescentes (Parker, 1999). Este último especifica metas comportamentais ou pontos obtidos todos os dias ou semanalmente.

Sem dúvida, esses programas podem ser muito eficazes. Contudo, em alguns casos, um sistema complicado pode ser difícil para os pais e para as crianças. Alguns pais acham que é preciso muito esforço para monitorar e usar esse sistema, ao passo que a criança pode se cansar dos constantes lembretes sobre seu esquecimento e falta de aptidão. Recomendamos que o programa seja bastante simples. É melhor selecionar apenas algumas metas comportamentais importantes e ser específico sobre as expectativas de comportamento necessárias para ga-

O que fazer quando seu filho é socialmente vulnerável e menosprezado

nhar a recompensa. Se preferir, acompanhe a obediência de seu filho, mas de maneira discreta. Buscar o envolvimento da criança no processo de monitoramento pode resultar em frustração e ressentimento desnecessários. Em vez disso, periodicamente (quando a criança apresentar-se particularmente bem-sucedida), mostre a ela o quadro como prova de obediência que merece mérito. Isso serve como recompensa poderosa e também melhora a auto-estima que irá manter a motivação da criança. Algumas orientações gerais que devem ser consideradas à medida que você implementa o programa de recompensa são (Eisen e Schaefer, 2005):

- ❖ Torne as recompensas dependentes da finalização bem-sucedida das tarefas (com sua ajuda, logicamente).
- ❖ Recompense imediatamente após a finalização da tarefa.
- ❖ Varie as recompensas regularmente para evitar "monotonia".
- ❖ Use as recompensas somente para as tarefas incluídas no programa, não para outras tarefas, para manter sua eficácia.
- ❖ Para evitar ressentimentos, recompense os irmãos pelo progresso obtido em suas próprias metas.

Compreenda o processo de recompensa. Os pais geralmente nos perguntam: "Quando devemos parar com as recompensas?". De certo modo, nunca. Visto o perfil neurológico do seu filho, ele poderá sempre precisar de algum tipo de recompensa para ajudá-lo a se manter atento e motivado. Não é assim com todos nós? Pense como é fácil perder o interesse em uma atividade maçante. No início do programa, pequenos itens tangíveis ajudam a gerar motivação. Com o tempo, contudo, use recompensas sociais ou atividades que podem facilmente se tornar parte do ambiente natural de seu filho, como um jogo favorito com os pais, ou convidar um amigo para brincar durante a semana. Algo que seja divertido.

Por causa da distração de Talita, ficar pronta de manhã era uma tarefa muito difícil para ela e uma experiência frustrante para os pais. Para ajudar a filha a se arrumar de manhã, a família começou um jogo chamado "Corrida para se aprontar" (Eisen e Engler, 2006; Drabman e Creedon, 1979). Pelo fato de os pais transformarem a rotina matinal em um jogo, Talita passou a achar que se arrumar era um desafio interessante.

Primeiro, Flávia ajudava a filha a arrumar a mochila e a separar as roupas, na noite anterior. Segundo, pela manhã, Talita era chamada somente duas vezes pelos pais. Terceiro, à distância, Flávia monitorava o progresso de Talita enquanto ela se vestia, escovava os dentes, etc. Conforme a necessidade, Flávia ou Silas faziam alguns sinais para a filha (como "Dentes") ou a elogiavam ("Você está indo muito bem") para manter sua atenção. Se a filha terminava o café-da-manhã e estava pronta antes que o marcador de tempo da cozinha soasse, ela ganhava a corrida. Como recompensa, ganhava 15 minutos para uma atividade, à sua escolha, com a mãe. Se não fosse bem-sucedida, os pais a elogiavam pelos esforços e a incentivavam a tentar melhorar no dia seguinte.

Com o tempo, além de usar recompensas sociais e atividades, você deverá ajudar seu filho a se auto-recompensar. Faça que ele se habitue a dizer: "Estou orgulhoso de mim" por alcançar as metas. Tornar-se mais eficiente e organizado, mesmo com a sua orientação, é a melhor recompensa. Motivadores externos o ajudarão a seguir em frente e a manter a atenção. Mas se auto-recompensar, no entanto, aumentará sua auto-estima.

Mas o que acontece se seu filho recusa-se a cumprir as suas solicitações? Os programas tradicionais com fichas também incluem pontos perdidos por desobediência e mau comporta-

O que fazer quando seu filho é socialmente vulnerável e menosprezado   193

mento. Isso adiciona um elemento de responsabilidade. A desvantagem, contudo, é que, às vezes, o resultado é um balanço negativo para seu filho. Quando isso acontece, a motivação diminui muito e ele pode perder interesse no programa todo. Por isso, recomendamos que em vez de perder pontos e privilégios, ele deixe de ganhar a ficha caso se recuse a obedecer. Nada é ganho e nada é perdido.

Outra estratégia a ser considerada é usar passes livres. Quando a mãe pede que a filha faça uma determinada tarefa, em vez de responder "Já vai" e nunca fazer, Talita pode pedir um passe livre. Isso significa que Talita está livre por uma hora. Depois desse período, Flávia pode pedir novamente e Talita precisa cumprir. Caso se recuse, perde o passe livre do dia seguinte (que pode ser obtido novamente para o dia seguinte, se cumprir a tarefa). Essa estratégia ajudará seu filho a se sentir no controle e diminuirá muito a probabilidade de desobediência.

Nas raras ocasiões em que a desobediência ainda persistir e surgir a raiva, consulte o capítulo 8 para conhecer o plano de administração da raiva desenvolvido para Ivan. Como último recurso, mantenha a perda de privilégios mínima e gentil, por exemplo, sem televisão por meia hora.

Lembre-se: crianças como Talita têm pouca noção de tempo. Castigos com duração de uma semana não apresentam impacto maior que aqueles com duração de meia hora. Além disso, quanto maior a duração da conseqüência, menor a probabilidade de que você consiga colocá-la em prática. E isso diminui sua credibilidade para estabelecer limites futuros. Faça o possível para criar uma estrutura que mantenha a motivação da criança, ajude-a a manter o senso de controle e, mais importante de tudo, abra caminho para maior responsabilidade e independência.

Obtenha ajuda na escola. Como no caso de Rafael, os déficits de Talita não são evidentes no seu trabalho escolar. Isso ocorre porque os problemas neurológicos deles (desatenção, dificuldade de processamento auditivo e problemas de aprendizagem pragmática) são brandos, e o alto grau de inteligência ajuda a compensar. Ao mesmo tempo, os pais os "carregavam", dando a eles muito suporte em casa. Se seu filho for como Talita ou Rafael, você bem sabe a extensão dos problemas dele. Talvez você se sinta tão desesperado, às vezes, que poderá ficar tentado a se distanciar um pouco, deixando que ele mostre as dificuldades, e os professores notem. Mas, logicamente, como você poderia fazer isso com ele? Por mais frustrada que Flávia às vezes ficasse, não conseguia permitir que Talita fracassasse.

Apesar de ser difícil compreender, mesmo problemas neurológicos sutis podem afetar negativamente os relacionamentos com os colegas sem resultar em notas baixas. Na realidade, não é incomum que déficits de atenção ou de aprendizagem pragmática passem despercebidos até a metade do ensino fundamental. Nessa época, as notas de um adolescente podem cair drasticamente, o que é, com freqüência, interpretado como preguiça. A realidade, contudo, é que o nível de organização exigido nessa idade é muito maior. As estratégias de compensação de seu filho não serão mais suficientes. Se você está preocupado com o desenvolvimento escolar atual (e futuro) de seu filho, não hesite em falar com a orientação escolar para que ele seja avaliado. Torne-se o defensor do seu filho e determine se ele tem direito a quaisquer serviços ou acompanhamentos escolares.

Resumo

Neste capítulo, orientamos, por intermédio de nossos planos passo-a-passo, a ajudar seu filho, criança ou adolescente, a administrar as diferentes formas de vulnerabilidade social mais freqüentemente associadas ao menosprezo dos colegas. Discutimos estratégias para ajudar seu filho a ser mais tolerante e responsável, tanto nas situações com os colegas, como em casa. No capítulo 8, falaremos novamente sobre Jaime e Ivan e seus pais para observar como eles podem aprender a administrar de modo mais apropriado as formas de vulnerabilidade social que aumentam a probabilidade de rejeição ativa pelos colegas.

8

O que fazer quando seu filho é socialmente vulnerável e rejeitado

*Estou começando a me acostumar com os movimentos de Ivan
e ele está um pouco melhor com as outras crianças. Estou esperançoso.*
HEITOR

OBJETIVOS DO CAPÍTULO

Neste capítulo, você aprenderá sobre:

- ❖ Princípios que ajudarão seu filho a se tornar mais competente no ambiente social.
- ❖ Como implantar um programa passo-a-passo com base nas necessidades sociais específicas de seu filho.
- ❖ Estratégias específicas de *coping* para administrar as mais importantes formas de vulnerabilidade social, que apresentam maior probabilidade de levar à rejeição dos colegas.
- ❖ Dicas para evitar a agressão.

Quando o desprezo dos colegas torna-se rejeição

Como você deve se lembrar, definimos vulnerabilidade social como o risco de ser menosprezado ou, ainda pior, de ser efetivamente rejeitado pelos colegas. Mas qual a diferença entre ser me-

O que fazer quando seu filho é socialmente vulnerável e rejeitado 197

nosprezado e ser rejeitado? Crianças que são menosprezadas por outras crianças não são, necessariamente, malquistas, mas tendem a ser ignoradas pelos colegas e podem receber poucos convites para atividades e/ou para eventos sociais. Em contrapartida, crianças que são rejeitadas têm maior probabilidade de ser efetivamente malquistas, excluídas e agredidas pelos colegas (Bierman, 2004). Neste capítulo, nosso foco é orientá-lo sobre as mais importantes formas de vulnerabilidade social que apresentam maior probabilidade de levar à rejeição dos colegas, usando como exemplo as históricas de Jaime e de Ivan. Começamos por Jaime, que é suscetível tanto ao desprezo quanto à rejeição dos colegas, em parte, por causa de sua inflexibilidade.

Jaime: tornando-se flexível

Como você deve se lembrar do capítulo 3, Jaime é um garoto ambicioso de 12 anos de idade, que possui conhecimento enciclopédico de mapas e rotas dos Estados Unidos. Ele também se autodenomina fã da série *Jornada nas Estrelas,* e passa a maior parte do tempo sozinho com sua vasta coleção de objetos. Na escola, Jaime tem dificuldade de aceitar críticas, e demonstra indiferença pelos amigos. Seus pais, Gisele e Ricardo, gostariam que o filho fosse mais flexível, que se importasse mais com o que os outros pensam, e que fizesse algum esforço para se sociabilizar com os colegas. Gisele e Ricardo estabeleceram metas para Jaime usando a lista de vulnerabilidades sociais (veja o capítulo 3).

Metas interpessoais de Jaime:

- ❖ Desenvolver empatia.
- ❖ Tornar-se mais flexível.

Jaime apresenta muitas das barreiras de Jéssica (falta de iniciativa social), de Beth (ansiedade social) e de Rafael (interpretação errada dos sinais sociais). Por esse motivo, ele pode se beneficiar de muitas das estratégias adotadas para essas crianças. Os exercícios cognitivos e de relaxamento que os pais de Beth implementaram, por exemplo, podem ajudar Jaime a lidar com a ansiedade social quando fala ao telefone. Jaime pode também, como Rafael, praticar exercícios para aprender a interpretar com mais eficácia a linguagem corporal das outras pessoas, especialmente nas situações que envolvem assuntos como *Jornada nas Estrelas,* e a compreender melhor sua posição em relação aos outros. Gisele e Ricardo também podem ajudar Jaime a abrandar sua atitude de indiferença, da mesma maneira que Elaine e Leonardo fizeram com a negatividade de Rafael. O que agrava a questão, no entanto, é o fato de Jaime não parecer se importar com o que os outros pensam, o que nos leva ao nosso próximo princípio: *preste atenção à indiferença do seu filho.*

Preste atenção à indiferença do seu filho

Gisele e Ricardo estão preocupados com a falta de interesse de Jaime em estar com as outras pessoas. Gisele reforça: "Jaime não parece se importar com o que os outros pensam, e ele raramente anima-se com alguma coisa, exceto, talvez, com o mais novo objeto da sua coleção de *Jornada nas Estrelas*. Gostaríamos que ele se preocupasse mais com a aparência. Ele é capaz de usar a mesma calça durante a semana inteira, mesmo que esteja suja. Acho que eu deveria agradecer por ele não ser materialista e superficial, especialmente porque nosso orçamento é apertado. Mesmo assim, faria qualquer coisa para que ele fizesse compras de vez em quando. Mas o que mais procuro compreender é o fato de Jaime ter amigos e parecer gostar de estar com eles, mas simplesmente não fazer nenhum esforço para isso".

O que fazer quando seu filho é socialmente vulnerável e rejeitado   199

Ricardo diz: "Meu filho é muito rígido, e também muito condescendente. Eu realmente quero que sejamos próximos, mas ele não permite. E estou começando a me cansar da sua atitude desdenhosa".

Certamente, parece que Jaime é retraído e indiferente com as outras pessoas. Mas, diferentemente de George (veja o capítulo 6), que se retrai por causa da ansiedade social e da depressão, a esquiva de Jaime acontece por causa de seu temperamento e de seu perfil neurológico, o que pode incluir Distúrbio de Asperger e/ou problemas de aprendizagem pragmática. Nesse caso, a falta de empatia e a inflexibilidade podem estar relacionadas a funções executivas deficientes (Oznoff, Dawson e McPartland, 2002). Então, não é que Jaime não se importe, mas sim que tem dificuldade para alterar mecanismos (fica preso), bem como para compreender as próprias emoções. Para Jaime, é fácil se lembrar de acontecimentos, mas é difícil entender emoções repentinas e complicadas.

Gisele e Ricardo, portanto, precisam fazer o possível para não considerar a indiferença de Jaime como algo pessoal. Ao mesmo tempo, para preservar e proteger a qualidade atual e futura do relacionamento com os amigos, precisarão desempenhar um papel muito maior, ajudando-o a estabelecer contatos sociais.

Mais importante ainda, ele precisa aprender a compensar isso encontrando maneiras fáceis de demonstrar que realmente se importa. Vamos ver como os pais de Jaime cumpriram as metas estabelecidas.

Desenvolver empatia. Crianças como Jaime podem aprender a demonstrar que se importam com os outros seguindo nossa seqüência de cinco passos. Quando Jaime estiver dominando essas habilidades, ele pode, com mais regularidade, tomar iniciativas junto aos colegas e estabelecer laços sociais.

200   TIMIDEZ – Como ajudar seu filho a superar problemas de convívio social

1. *Olhe nos meus olhos.* Demonstrar que nos importamos com os outros começa com um bom contato visual. Nada transmite com mais eficácia nosso interesse autêntico no que os outros têm a dizer do que olhar nos olhos da pessoa. O contato visual disperso ou inexistente demonstra indiferença e desinteresse e, por fim, antipatia. Isso pode ocorrer durante encontros que geram ansiedade, mas, quando o contato visual deficiente ocorre regularmente, há mais chance de ser um recurso do perfil neurológico da criança. Infelizmente, as pessoas levam para o lado pessoal e entendem isso como sinal de desrespeito; afinal, olhar para o interlocutor durante um diálogo é uma habilidade tão básica que muitos a executam sem pensar.

Se seu filho é como Jaime, no entanto, não é natural para ele olhar nos olhos das pessoas durante uma conversa. Por esse motivo, o primeiro passo é mostrar ao seu filho como é ser o receptor de um diálogo com pouco contato visual. Para ajudar Jaime a perceber isso, seus pais demonstraram o contato visual deficiente de maneira exagerada, durante algumas conversas sobre o seriado *Jornada nas Estrelas.* Se você adotar uma abordagem semelhante, continue praticando até que seu filho não apenas perceba sua falta de interesse, como também fique frustrado. Indiretamente, você irá mostrar (e não falar) ao seu filho sobre a importância de manter um bom contato visual.

Depois, durante conversas espontâneas, Gisele e Ricardo reforçaram o comportamento, dando o mínimo de atenção a Jaime quando ele estabelecia pouco contato visual, e muita atenção quando estabelecia bom contato visual.

Assim que Jaime começou a demonstrar bom contato visual com mais regularidade, seus pais fizeram que ele observasse as conversas entre eles "com os próprios olhos".

Depois, elogiaram os esforços de Jaime, especialmente quando demonstrava pela linguagem corporal não-verbal que estava, de fato, interessado.

Para ajudá-lo a aplicar essas habilidades em diferentes situações fora de casa, tenha certeza de praticar o controle dos estímulos em situações da vida real com os parentes e amigos. Quando em público, Gisele e Ricardo davam dicas para o filho sussurrando "olhos", e apontando para os próprios olhos. Este era o sinal para Jaime olhar nos olhos da pessoa em questão, ou então olhar para algum ponto do rosto desta pessoa, como o nariz ou a testa. Gisele e Ricardo elogiaram Jaime por causa do seu esforço, e deram algumas recompensas por sua disposição em obedecer. Com a prática contínua, o contato visual de seu filho vai melhorar. Mas lembre-se: olhar nos olhos das pessoas ainda não é algo natural para ele.

Portanto, em algumas ocasiões, a necessidade de estímulo da criança poderá ser maior que de outras, e, talvez, você precise continuar estimulando-a em ambientes não familiares ou em situações assustadoras.

2. *Não me diz respeito.* Assim como evitar o contato visual, falar demais sobre nós mesmos leva os outros a acharem que somos egocêntricos, ou até mesmo arrogantes. Pense em uma conversa telefônica na qual somente uma pessoa fala muito. Podemos ficar tentados a abaixar o fone, fazer alguma coisa, e depois pegá-lo de volta, e provavelmente faríamos isso sem que nosso interlocutor tivesse conhecimento! Para Jaime, falar constantemente sobre as rotas de tráfego ou sobre *Jornada nas Estrelas* isolou-o dos amigos. Assim, Gisele e Ricardo primeiramente ajudaram o filho a conter o discurso incessante sobre seus principais interes-

ses, estabelecendo o "tempo de Jaime". Durante períodos de meia hora (duas ou três vezes ao dia), o filho estava livre para discutir sobre os principais assuntos de seu interesse, enquanto Gisele e/ou Ricardo mostravam entusiasmo. Ao mesmo tempo, Jaime concordou em não discutir esses assuntos em casa ou na escola fora desses períodos. Em casa, se ele falhava, seus pais reforçavam direcionando as conversas. Faziam isso premiando Jaime quando ele percebia que estava falando sobre *Jornada nas Estrelas* e mudava para um assunto que interessasse mais aos outros, e também por quaisquer tentativas para iniciar ou continuar diálogos relacionados aos interesses dos outros. Em público, praticavam esse controle por meio de estímulos sussurrando "chega" ou estabelecendo um sinal, combinado antecipadamente, que queria dizer "tempo". Quando cumpria o combinado, davam-lhe pequenos prêmios.

A segunda parte do programa tinha como objetivo ajudar o filho a familiarizar-se com assuntos relacionados aos amigos, tais como esportes e eventos do momento, ajudando-o a se sentir mais confortável ao discutir esses assuntos com as outras crianças. Gisele e Ricardo representavam diálogos com Jaime, modelavam seu comportamento por meio de linguagem corporal não-verbal, e desenvolviam uma série de perguntas genéricas que ele poderia fazer para os amigos. Assim, quando não soubesse o que dizer, poderia fazer essas perguntas para manter o diálogo. Seus pais também o ajudaram a desenvolver perguntas direcionadas e falas sobre assuntos específicos para usar depois que a pergunta genérica já tivesse colocado o diálogo no rumo certo. Para essas ocasiões quando se tornava socialmente ansioso, os pais o auxiliavam a praticar a observação da interação com outras crianças. Para ajudá-lo a se tornar menos egocêntri-

O que fazer quando seu filho é socialmente vulnerável e rejeitado 203

co, durante o jantar os membros da família tinham de fazer uns aos outros três perguntas sobre as atividades daquele dia, adequando os assuntos aos interesses, idéias e experiências dos outros.

3. *Boa aparência.* Infelizmente, como a higiene pessoal e seu modo de vestir estavam abaixo da média, não importava o quanto Jaime demonstrasse interesse pelas outras crianças, seus colegas não olhavam para ele uma segunda vez. Pior, ficava em evidência. Quando Jaime se esquecia de tomar banho, não penteava o cabelo ou usava a mesma calça todos os dias, estava mostrando aos outros que não se importava consigo mesmo. Então, como poderia se importar com os outros? Para Jaime, no entanto, a atração física era pouco importante; acreditava que o importante mesmo era a ciência e a ficção científica. Gisele não discordava da falta de importância da atração física, mas tentava muito ajudar Jaime a entender que os amigos valorizavam as roupas e a boa aparência. Se o filho quisesse fazer parte do grupo, precisaria tentar se tornar semelhante aos colegas.

Gisele, cansada de suas constantes brigas com Jaime sobre isso, decidiu deixar para Ricardo levá-lo às compras. Isso acabou se tornando uma boa idéia, e, de fato, ajudou Jaime a melhorar sua relação com o pai. Em família, decidiram que se Jaime cuidasse melhor de sua aparência durante a semana, poderia relaxar no fim de semana.

4. *Lidar com interesses específicos.* Com a prática contínua dos passos anteriores, Jaime estava começando a se apresentar de maneira mais apropriada. De qualquer forma, reclamava da falta de tempo para se "sociabilizar". E estava certo, mas isso acontecia porque desperdiçava um tempo incal-

culável na internet, colecionando mapas e construindo modelos de naves espaciais de *Jornada nas Estrelas*. Por isso, seus pais resolveram estabelecer limites para essas atividades. Ao mesmo tempo, no entanto, estabeleceram que poderia ter mais acesso a essas atividades dependendo da sua vontade de tomar iniciativas sociais com os colegas. No começo, Jaime ficou bravo e resistiu muito à idéia. Finalmente, concordou em tentar o máximo possível, contanto que tivesse a chance de ganhar mais objetos de *Jornada nas Estrelas*.

5. *Tomar a iniciativa social e participar de atividades.* O próximo passo é implementar um programa semelhante ao usado por Ana e Roni para Jéssica (veja o capítulo 6), que permite que seu filho tome a iniciativa com os colegas, mas ainda se sinta no controle. Você terá de enfatizar os esforços do seu filho e, caso seja necessário, pensar em dar prêmios. Com o encorajamento dos pais, Jaime começou a tomar iniciativa com os amigos e manter relacionamentos (comunicação por ligações telefônicas, *e-mails* e conversas na escola). Entretanto, os esforços de Jaime eram obrigatórios, e resultado de seu forte senso de dever, o que o fez se sentir responsável por cumprir o programa. Além disso, Gisele e Ricardo não estavam completamente satisfeitos e queriam que o filho participasse de pelo menos um evento ou atividade social. Depois de muita conversa e troca de idéias, Jaime cedeu e decidiu ser voluntário no abrigo de animais da cidade. Se você quiser que seu filho participe de alguma atividade para ajudá-lo a promover sua empatia, avaliação de pontos de vista e desenvolvimento social, considere as seguintes possibilidades:

O que fazer quando seu filho é socialmente vulnerável e rejeitado   205

- ❖ Lidar com animais (Tewart, 2002). Animais tendem a ser mais receptivos que colegas e podem ajudar as crianças a compreenderem melhor a linguagem não-verbal. Como parte do programa de Jaime, ele se empenhou em adotar um filhote com base nos seus esforços para iniciar contatos sociais e manter uma postura mais amistosa com a família e os colegas.
- ❖ Inscrever-se em aulas de teatro ou em programas artísticos. Teatro e artes facilitam a avaliação de outros pontos de vista (fingir que é outra pessoa), empatia e criatividade na auto-expressão (em vez de raiva).
- ❖ Facilitar oportunidades de ensino. Se seu filho precisa sentir-se competente e no controle, pode ter a tendência de dizer aos outros o que fazer, principalmente quando se trata de seus interesses específicos. Agende reuniões semanais em que ele possa ensinar aos membros da família assuntos úteis sobre os quais tenham interesse em aprender (em vez de ser visto como mandão, excêntrico ou chato).
- ❖ Se existe a possibilidade de seu filho ser superdotado, procure programas específicos para crianças com esse perfil. Ele pode encontrar atividades interessantes e aproveitar para interagir com os colegas que pensam da mesma maneira que ele. (Veja no capítulo 9 uma discussão sobre superdotados e vulnerabilidade social.)

Tornar-se mais flexível. Crianças com uma combinação de ansiedade e problemas neurológicos são, em geral, cronicamente inflexíveis e propensas a ataques nervosos. Por causa da sensibilidade biológica e neurológica, seu filho pode ficar freqüentemente fatigado e, por conseguinte, sentir-se continuamente fora do controle. A rigidez e a inflexibilidade que se manifestam são sua maneira de-

206 TIMIDEZ – Como ajudar seu filho a superar problemas de convívio social

sesperada de manter o controle. Em outras palavras, ele não tolera muitas mudanças. No caso de Jaime, sua inflexibilidade crônica criou problemas em casa, na escola e com os colegas. Por exemplo, por causa da sua recusa em aceitar os comentários dos outros, e graças à sua inteligência e desempenho acadêmico, os professores aprenderam que era mais fácil simplesmente acalmá-lo. Em casa, por mais que Gisele e Ricardo quisessem se envolver com os trabalhos escolares de Jaime, as brigas e os ataques nervosos tornaram-se insuportáveis; assim, eles o deixavam sozinho. A inflexibilidade de Jaime, no entanto, tomou dimensões perigosas nas viagens de carro.

O conhecimento enciclopédico de Jaime sobre mapas e rotas de tráfego fazia que insistisse com os pais para que seguissem sua orientação. Quando Gisele estava dirigindo, relutantemente concordava. Ricardo, por outro lado, sentia que, por ser o pai de Jaime e o motorista do carro, devia tomar suas próprias decisões. Como você pode imaginar, o garoto não reagia bem, freqüentemente chutava o banco do carro e gritava palavrões. Em mais de uma ocasião, isso quase provocou um acidente. Gisele e Ricardo foram obrigados a limitar as viagens de Jaime àquelas absolutamente necessárias. Ficou claro que Jaime precisava, com urgência, aprender a ser mais flexível; então, Gisele e Ricardo implementaram uma seqüência de quatro etapas para melhorar sua flexibilidade.

1. *Identificar metas.* Primeiro, identifique algumas áreas importantes em que seu filho precisa melhorar. O que mais interessava a Gisele e Ricardo era facilitar a flexibilidade de Jaime com as lições de casa, projetos ligados à escola, viagens de carro e compras em lojas. E, também, ser razoável e realista. Lembre-se que a inflexibilidade de seu filho provavelmente existe há muito tempo e é resultante de ansiedade e sensibilidade neurológica. Inicialmente, ajude-o a dar pequenos passos e elogie seus esforços.

O que fazer quando seu filho é socialmente vulnerável e rejeitado 207

2. *Instruir sobre a flexibilidade e valorizá-la.* Explique o que significa ser flexível, por exemplo, fazendo alguma coisa do jeito de outra pessoa, quando você gostaria muito de fazê-lo do seu jeito. Invente cupons ou tíquetes de flexibilidade (você pode criá-los no computador ou comprá-los prontos) e guarde-os no bolso, bolsa ou carteira. Você pode usá-los para ajudar seu filho a se tornar mais flexível em diversas situações, como ao fazer a lição de casa, cumprir tarefas diárias e aceitar a maneira de outro membro da família de fazer as coisas. Atrás do cupom, escreva qual será o prêmio de seu filho. É claro que, como fichas de valor simbólico, esses cupons podem ser colecionados e trocados por prêmios maiores. Tenha certeza de deixar claro para seu filho que é você quem decide se ele está sendo flexível ou não. Se seu filho continuar resistente aos comentários dos professores, ajude-o a ver que é possível mostrar aos outros que ele pode entrar em acordo e pensar sobre os comentários, mesmo que inicialmente não concorde. Fazendo isso, você o ajudará a conservar e a melhorar a qualidade dos relacionamentos.

3. *Pratique em situações reais.* Quando seu filho houver adquirido o hábito de ser mais flexível, você poderá tentar fazer que ele enfrente situações mais desafiadoras. Para Gisele e Ricardo, isso significava viagens de carros e compras. A fim de criar oportunidades para Jaime praticar ser mais flexível, Gisele e Ricardo programaram algumas viagens curtas e pouco estressantes. Previam que ele fosse querer mostrar a direção, mas esperavam que estivesse suficientemente motivado para tentar ganhar um cupom. Como não havia pressão para chegar a algum lugar no horário, Gisele e Ricardo estavam bem tranqüilos. Jaime comportou-se muito bem

durante as viagens curtas, mas excursões mais longas significavam desafios maiores. Por isso, Gisele e Ricardo concordaram em deixar o filho mostrar a direção em parte do trajeto, e reduziram a duração e a freqüência desses períodos.

Agora que Jaime estava conseguindo ser mais flexível, um plano semelhante deveria ser desenvolvido para as compras, já que Jaime queria ditar em que lojas deviam comprar e o que comprar. Todos os argumentos geralmente acabavam em explosões de raiva em público. Por isso, a família foi primeiro a uma loja para comprar um item, passando depois para uma lista de compras maior. Contanto que Jaime ganhasse cupons por sua flexibilidade, seus pais continuavam com o acordo. Para melhorar o plano, pediram que Jaime colaborasse com a professora e com os pais, pelo menos uma vez ao dia. A natureza da tarefa solicitada e o fato de ter sido completada ou não não eram considerados cruciais. Ao contrário, foi enfatizada sua vontade de ser flexível com uma atitude respeitosa. Ao longo do tempo, esperavam que Jaime cooperasse mais que recusasse.

4. *Pratique a flexibilidade em situações relacionadas com os colegas.* Todas as crianças discutidas neste livro têm crises de inflexibilidade, o que atrapalha o relacionamento com os colegas. Por causa da ansiedade e dos problemas neurológicos, sentem necessidade de estar no controle, são extremamente possessivas e, com freqüência, insistem para que as outras crianças façam as coisas do seu jeito. Você, sem dúvida, quer que seu filho seja capaz de ficar mais solto e ser mais flexível com as outras crianças, a fim de melhorar os relacionamentos. Você quer que ele seja capaz de aceitar o jeito de as outras crianças fazerem as coisas. Inicialmente, você pode ter de supervisionar seu filho em algumas dessas

situações e incentivá-lo a ser mais flexível, oferecendo cupons durante a interação. Com o tempo, prometer que depois dará a ele um cupom caso seja flexível durante a brincadeira será suficiente para motivá-lo. Logo, os colegas de seu filho reagirão de maneira positiva à sua atitude agradável que acabou de desenvolver. (Descobrimos que usar cupons nessas situações é mais eficiente que usar fichas de valor simbólico, provavelmente porque a criança, até certo ponto, decide espontaneamente o que vale cada cupom no momento de recebê-lo. Os cupons de flexibilidade servem também para fazer as crianças "destravarem" em situações que provocam raiva.)

Vamos agora analisar o último tipo de vulnerabilidade social, como mostrada na história de Ivan. Diferentemente de Rafael, Talita, e até de Jaime, Ivan é mais propenso a ser ativamente rejeitado por seus colegas por causa da natureza invasiva de seus problemas.

Ivan: tornando-se respeitoso

Como você deve se lembrar do capítulo 3, Ivan é um menino de 10 anos de idade, "elétrico", que se mexe o tempo todo e tem freqüentes ataques de raiva. Na escola, Ivan constantemente chama a atenção para si. As outras crianças o consideram diferente e irritante e o agridem a cada oportunidade que encontram. A professora só acha que ele é imaturo. Os pais, Heitor e Renata, estão cansados. Gostariam que o filho pudesse aprender a "controlar-se" um pouco mais, e a ter mais respeito pelos outros. Depois de completar a lista de vulnerabilidade social (veja o capítulo 3), seus pais definiram as seguintes metas para Ivan.

Metas de autocontrole para Ivan:

- ❖ Desenvolver melhor o autocontrole.
- ❖ Reagir com mais eficácia à agressão.

Assim como Rafael, Ivan apresenta alguns problemas neurológicos primários (TDAH – transtorno de déficit de atenção/hiperatividade – problema de processamento sensorial) que o tornam socialmente vulnerável. Mas os problemas de Ivan tornam mais provável sua interação ativa com os colegas (em geral, de modo inapropriado), então, há mais chances de que seja ativamente rejeitado. Em última análise, Ivan precisa aprender a moderar suas interações com os outros. Mas, ao mesmo tempo, Heitor e Renata precisam compreender melhor a natureza da necessidade de movimento de Ivan, e podem fazer isso seguindo nosso próximo princípio: *fique atento às necessidades de atividade e afeto de seu filho.*

Fique atento às necessidades de afeto e atividades de seu filho

"Nunca há um momento tranqüilo em nossa casa", diz Heitor. "Ivan está sempre fazendo alguma coisa, subindo e descendo de modo descontrolado a escada, praticando caratê na sala de estar, batendo na mesa de jantar, cantando ou gritando. Ele parece uma criança feliz, cheia de energia, e eu fico feliz com isso. Só gostaria que brincasse sossegadamente às vezes. Ele sempre implora que brinque de luta com ele, mas, sinceramente, tenho medo de me machucar. Ivan fica tão agitado que, quando começa, perde o controle. Talvez seja pedir demais, mas seria bom um pouco de paz de vez em quando depois do trabalho. Nem sempre estou disposto a lidar com a hiperatividade dele."

O que fazer quando seu filho é socialmente vulnerável e rejeitado

"Ivan fica furioso sem motivo, e, se peço que faça alguma coisa, diz que me odeia", afirma Renata. "Sei que ele não quer dizer isso, mas não consigo deixar de ficar ressentida com ele. Estou exausta e nunca tenho tempo para mim. Não posso deixar que fique nem um minuto sozinho com David, nosso filho de 4 anos de idade. Ivan é um menino doce e afetuoso, mas está perdendo sua vida. Tenho medo de atender ao telefone, pois Ivan está sempre tendo problemas na escola. Diz que as outras crianças o agridem. Quero ajudá-lo, mas não sei em que acreditar. As histórias dele mudam de uma hora para outra. Gostaria que meu filho aprendesse a lidar com os amigos."

Heitor e Renata compreendem por que Ivan é rejeitado pelos amigos. Ele é impulsivo, rude, fala alto e tem freqüentes acessos de raiva. Mas não age dessa maneira de propósito. Por causa de seus problemas de processamento sensorial, Ivan precisa do estímulo constante de movimentos corporais e comportamentos "irritantes". Precisa, literalmente, fazer alguma coisa de maneira constante. Ao mesmo tempo, é extremamente sensível ao toque. É por isso que tem dificuldade de diferenciar um esbarrão acidental no corredor de um ato de agressão intencional. E, por causa de sua impulsividade, quase não tem capacidade de parar e pensar nas conseqüências lógicas de seu comportamento. Se seu filho é como Ivan, o importante é aceitar a sua necessidade de afeto e atividades, contanto que permaneçam em níveis toleráveis.

Lembre-se: a constante necessidade de se movimentar não é algo que ele possa controlar. Apesar de ser difícil lidar com esses comportamentos, mostrar regularmente pela linguagem corporal não-verbal ou dizer que ele está irritando contribui ainda mais para sua baixa auto-estima, que tem sido diminuída pela agressão. Crianças como Ivan precisam se sentir extremamente aceitas em casa. Logicamente, isso não é fácil por causa de sua natureza e comportamentos muito impositivos. Vamos observar como Heitor e Renata conseguem definir as metas para Ivan.

Desenvolver mais o autocontrole. Um grande problema para Ivan é que ele perde o controle com muita facilidade e, em geral, torna-se hostil ou tem ataques explosivos, e esse comportamento ocorre em casa, na escola e durante as atividades ou eventos sociais. Está se tornando cada vez mais evidente que os problemas de processamento sensorial são, com freqüência, associados à irritação, raiva e ataques explosivos (Cheng e Boggett-Carsjens, 2005). Da mesma maneira que Rafael cansa-se facilmente por causa da sobrecarga decorrente de seus problemas de aprendizagem pragmática e esquiva, Ivan explode por causa da constante sobrecarga sensorial. A capacidade de Ivan de lidar com informações sensoriais é influenciada por uma série de fatores e pode facilmente flutuar de um dia para o outro, ou até ao longo de algumas horas. Por essa razão, Heitor e Renata implementaram nossa seqüência de cinco passos, que inclui estratégias para administrar a raiva e as informações sensoriais (Biel e Peske, 2005).

1. *Identificar áreas sensoriais mais ou menos sensíveis.* O primeiro passo é identificar as áreas menos sensíveis (aquelas em que ele precisa de estímulo) e áreas muito sensíveis (aquelas em que ele não tolera estímulo). Ivan era pouco sensível ao contato e às atividades. Por isso é que precisava de "contato intenso" e estímulo constante, expressando-se e movimentando-se de forma incessante e frenética. Ao mesmo tempo, era muito sensível a alguns gostos, ruídos altos e luzes fortes. Conseqüentemente, evitava ou amedrontava-se facilmente quando encontrava determinados alimentos, barulhos e lugares muito iluminados, como lanchonetes.

O que fazer quando seu filho é socialmente vulnerável e rejeitado 213

2. *Satisfazer as necessidades sensoriais* (áreas pouco sensíveis). Heitor e Renata ajudaram a satisfazer (e canalizar adequadamente) a necessidade de contato intenso, por meio de banhos noturnos e massagens nas costas, bem como aulas semanais de natação. Além disso, Heitor concordou em brincar de luta com ele duas vezes por semana durante períodos curtos, e de acordo com regras claras. Heitor elogiava o filho por se controlar e, quando era bem-sucedido, recompensava-o com uma sessão a mais de luta. Como recompensa, a família o abraçava por se esforçar para se acalmar e por ser mais respeitoso.

Na escola, Ivan usava uma bolinha anti-estresse quando necessário. Para ajudar a satisfazer a necessidade de movimento e expressão de Ivan, a família programou jogos em duas noites por semana. Essas atividades, que consistiam de charadas e piadas, não tinham muitas restrições nem regras. A idéia era dar a Ivan ampla oportunidade de agir tolamente, falar alto e ficar excitado. Se ele se comportasse de maneira relativamente adequada (considerando-se que essas atividades não eram muito estruturadas), por exemplo, mantendo as mãos longe dos outros e esperando a sua vez, os pais o recompensavam com outro jogo no final de semana. Se você optar por essa abordagem com seu filho, deverá ter em mente que o sucesso é a coisa mais importante nesse ponto. Se ele ficar superestimulado, abrevie os jogos, estabeleça regras claras e faça muitos elogios.

3. *Monitorar áreas muito sensíveis.* Por causa da sensibilidade muito alta de Ivan a ruídos altos e luzes fortes, Heitor e Renata fizeram o máximo para monitorar, e se necessário restringir, a exposição de Ivan a *shoppings*, lanchonetes e shows. Além disso, quando apropriado, forneciam a Ivan proteto-

res auriculares e/ou fones de ouvido para diminuir o volume quando ouvisse música. Heitor e Renata também tomaram cuidado para não programar muitas atividades sociais para Ivan, com o intuito de diminuir a carga de informações sensoriais em geral. Da mesma maneira que Elaine e Leonardo fizeram com Rafael, Heitor e Renata programaram um tempo de descanso diário para Ivan.

Ajudar seu filho a desenvolver bons hábitos também o ajudará a administrar melhor a carga de informações sensoriais. Heitor e Renata asseguraram que Ivan tivesse horas suficientes de sono, e fizeram o possível para incentivar uma dieta balanceada. Alimentação adequada, especialmente a quantidade suficiente de proteína, é extremamente importante para crianças como Ivan (Monastra, 2005; Biel e Peske, 2005). Logicamente, por causa de sua sensibilidade ao paladar, Ivan se recusava a comer qualquer outra coisa a não ser macarrão com queijo, pizza e pães; portanto, foi um desafio fazer que comesse alimentos nutritivos variados.

Sem pressão excessiva, faça o possível para apresentar novos alimentos à criança que é "chata" para comer. Ajude-a a concordar em tentar pequenas quantidades, tendo como meta acrescentar um ou dois alimentos saudáveis a cada semana. Pense em oferecer recompensas ocasionais (que não sejam alimentos), e elogie quando se esforçar para experimentar, e não enfatize o fato de comer uma determinada quantidade.

4. *Praticar o controle dos estímulos.* Implementar os três primeiros passos ajudará seu filho a ficar mais equilibrado regularmente, conseqüentemente apresentando menos explosões imprevisíveis ou intensas. Contudo, ele ainda precisa aprender a se controlar em situações sociais e isso é pedir

muito. Entender como usar uma "voz interna" no carro, por exemplo, é uma coisa, permanecer quieto por um determinado período de tempo é outra. Pais de crianças com problemas de processamento sensorial e/ou impulsividade, como Ivan, geralmente sentem-se como um disco quebrado. Repetir incessantemente que fiquem quietos não adianta. O que precisam é controlar o estímulo, uma abordagem de ensino de comportamento que envolve ajudar seu filho a reagir mais adequadamente (sem muito raciocínio) em certas situações, associando determinados comportamentos àquelas situações.

A primeira etapa é criar situações adequadas para que seu filho preencha as necessidades sensoriais. Por exemplo, com a prática constante, Ivan começou a associar a hora dos jogos em família, as lutas com o pai e a natação a períodos nos quais podia agir de maneira ativa e tola. Assim, havia maior probabilidade de que se contivesse em outras situações.

O próximo passo é ajudar seu filho a associar situações importantes com a necessidade de se conter. Por exemplo, Heitor e Renata se revezavam para levar Ivan à biblioteca em horas menos movimentadas, e também para rápidos trajetos de carro. À medida que Ivan se tornava impaciente e barulhento, com um gesto eles o incentivavam a ficar quieto e o elogiavam pelo sucesso. Com a prática, Ivan aprendeu a perguntar: "Onde estou?" e depois a responder ("biblioteca" ou "igreja"), o que o ajudava a ficar quieto. Quando você tentar essa estratégia com seu filho, comece por manter as situações breves, sem muita pressão e voltadas para ajudar seu filho a ter sucesso. Use muitos elogios e considere, se necessário, o uso de recompensas ocasionais. Depois de um tempo, você pode tentar outras situações que exijam comportamento calmo e quieto.

Para ensinar Ivan a manter as mãos quietas, seus pais também sinalizavam, dizendo "mãos" e fazendo um gesto (mão para cima e para as laterais do corpo). Primeiro praticaram isso enquanto Ivan brincava com o irmão menor, David. Quando ele já conseguia responder aos sinais, programaram brincadeiras curtas e supervisionadas com amigos próximos e parentes, seguidas de atividades regulares, como caratê.

É importante lembrar que o comportamento de seu filho varia de acordo com o contexto. Isso significa que o controle social de seu filho em uma situação, provavelmente, não será generalizado para outras situações, mesmo que semelhantes, e isso pode ser muito confuso para os pais se não perceberem o que está acontecendo. Por exemplo, Renata ficou brava com Ivan por agir inadequadamente em uma reunião de família, apesar de ter se comportado tão bem em uma situação semelhante na semana anterior. A diferença era que a primeira reunião foi na casa deles, e ela o incentivou e o elogiou constantemente. A segunda reunião, contudo, foi na casa de um parente, e Renata permitiu que Ivan se sociabilizasse livremente. Portanto, mantenha expectativas realistas para evitar sentimentos desnecessários de ressentimento e frustração, e estabeleça expectativas junto com seu filho sempre que estiver entrando em uma situação não praticada.

5. *Administrar a raiva.* A habilidade para reagir adequadamente à raiva ajuda muito no desenvolvimento da auto-estima, facilitando o aprendizado e melhorando os relacionamentos sociais de crianças como Ivan. O primeiro passo é ajudar seu filho a praticar exercícios de respiração e , conforme ilustrado na história de Isabelle (capítulo 5). Você pode também reforçar, dando a ele o máximo de atenção positiva

por seus esforços em se acalmar, e a mínima atenção para o fingimento. Tenha certeza de confirmar os sentimentos do seu filho dizendo alguma coisa como: "Sei que você está bravo, mas não posso conversar com você até que se acalme". Depois, faça o possível para ignorar o comportamento de raiva, contanto que permaneça em níveis toleráveis, e ofereça ajuda quando ele se acalmar.

6. *Controlar os ataques explosivos.* Você pode achar que os ataques explosivos de seu filho podem ser intensos e, em determinadas ocasiões, aparentemente intermináveis. Quando isso acontece, você precisa ajudá-lo a "destravar", fornecendo pequenas recompensas tangíveis ou baseadas em atividades para que permaneça calmo por um período específico de tempo. Use seu bom senso nesse momento, levando em consideração a intensidade do ataque explosivo e a idade de seu filho. Geralmente, recomendamos de 1 a 5 minutos, e aconselhamos que se comece com um período menor de tempo, aumentando gradativamente para períodos mais longos.

Essa estratégia de recompensas pode ser muito eficaz. Contudo, alguns pais, compreensivelmente, ficam ressentidos com os ataques explosivos dos filhos, e acham difícil oferecer recompensa nessas horas. Nesse caso, o que geralmente acontece é que o ataque continua indefinidamente e, por uma questão de sobrevivência, os pais acabam cedendo às exigências da criança. Infelizmente, assim, encorajam tanto a freqüência quanto a intensidade dos ataques. Nossa estratégia de recompensa interrompe o ataque da criança e recompensa sua habilidade de se acalmar em circunstâncias extremas. É isso o que você precisa, e, por fim, com o tempo, os ataques serão menos freqüentes e menos intensos.

218 TIMIDEZ – Como ajudar seu filho a superar problemas de convívio social

Às vezes, o ataque de uma criança pode incluir comportamentos problemáticos específicos, como os gritos de "eu odeio você", de Ivan para os pais, situação que Renata não conseguia aceitar. Logicamente, não estamos justificando o desrespeito, e isso precisa ser abordado. Mas seu filho, provavelmente, não se comporta de maneira racional no auge do ataque explosivo. Por causa da sobrecarga sensorial e da impulsividade, Ivan ficava literalmente fora de controle. O que ele realmente queria dizer era: "Estou muito bravo com você!" Faça o possível para minimizar sua própria reação às observações de seu filho, e tenha em mente o que ele realmente quer dizer. Recomendamos que você o incentive a corrigir o que disse quando o ataque explosivo estiver começando, ou depois, quando estiver novamente calmo, perguntando a ele, "Tem certeza de que queria dizer aquilo?" Se ele disser algo mais adequado ou se "retirar o que disse", elogie seus esforços. Depois, converse sobre seus sentimentos feridos e incentive uma desculpa. Se ele se recusar a corrigir o que disse, pense em uma pequena, mas potente conseqüência, como a retirada de um privilégio (por exemplo, um programa de televisão ou tempo no computador). Se o fato de retirar o que disse for ineficiente, ou se seu filho for muito duro consigo mesmo ("Sou um idiota" ou "Eu me odeio"), pense em dar a ele a possibilidade de "repetir". Ajude-o a compreender que todo mundo erra e que você entende que o autocontrole é difícil para ele. Você pode reforçar, dizendo que se ele continuar tentando se acalmar terá direito a uma segunda chance. Depois de muita prática e recompensas por se acalmar, Ivan começou a se corrigir e a "surpreender-se" antes de explodir.

Além de ensinar a habilidade de se corrigir, também recomendamos usar de períodos para "esfriar a cabeça", em vez de períodos de "castigo". Além da sobrecarga sensorial, da ansiedade e da impulsividade, a perda de autocontrole é outra razão para as crianças explodirem. Um período de "castigo" (por exemplo, ao dizer "Vá para seu quarto") pode parecer uma perda de controle, já que é geralmente executado em tons emocionais fortes. E para crianças que ainda não têm noção precisa do tempo, até mesmo intervalos curtos específicos podem ser demais. Durante o período para "esfriar a cabeça", contudo, seu filho está no controle. Você apenas sugere que ele está bravo, e que seria uma boa idéia se tentasse se acalmar (no próprio quarto ou em outro lugar), antes que seja tarde. Deixe claro que ele pode decidir quando o período para "esfriar a cabeça" deve terminar. Pense em recompensas ocasionais, se necessário, e elogie quando ele resolver "esfriar a cabeça" por conta própria. O período para esfriar a cabeça é consistente com o controle de estímulos. Você diz à criança que é normal ficar bravo (todo mundo fica), mas que ela precisa fazer isso num local apropriado.

Se a criança se recusar a obedecer, ela não ganha a recompensa. Se ela continuar com o ataque, primeiro confirme seu sentimento (dizendo, por exemplo, "Eu sei que você está bravo"), e depois reforçando o comportamento ("Vou conversar com você quando estiver calmo"). Conforme recomendamos antes, em vez de enfocar a duração do ataque, elogie seu filho pela habilidade de se acalmar. Discuta sobre a possibilidade de, numa próxima vez, ser recompensado pela boa vontade de dar um tempo para "esfriar a cabeça".

Logicamente, o tempo para "esfriar a cabeça" funciona melhor no início do ataque, se sinais claros de agitação forem percebidos. Mas, como você sabe, os ataques explosivos de seu filho podem freqüentemente ocorrer sem aviso e, por-

TIMIDEZ – Como ajudar seu filho a superar problemas de convívio social

tanto, pode ser difícil perceber o comportamento antes que vá muito longe. Por isso, pratique quando seu filho estiver calmo e discuta (depois da explosão) sobre uma próxima vez, usando a estratégia para "esfriar a cabeça".

7. *Respeitar o tempo do seu filho*. Outra maneira de ajudar seu filho a se sentir no controle é respeitar seu próprio tempo para administrar as emoções. Por exemplo, Renata é uma pessoa do "agora". Ela não gosta de ficar brava com pessoas da família ou amigos, e gosta de resolver os problemas imediatamente. Ivan, entretanto, é uma pessoa do "depois". Por causa de seus problemas sensoriais e da sua impulsividade, ele precisa de tempo para processar as emoções antes de discutir sobre as situações difíceis. Confrontá-lo imediatamente ou energicamente pode resultar em mentiras e/ou ataques explosivos. Quando ele mente ou perde o controle, está dizendo aos pais que é muito para ele, e que não consegue pensar com clareza. Assim, quaisquer que sejam os pensamentos que venham à sua cabeça, eles são processados. Se os pais continuam a forçar uma discussão naquela hora, as mentiras ou o comportamento fora do controle serão piores.

Dessa maneira, dê a seu filho tempo suficiente para se acalmar. Recomendamos dar um ou dois "passes livres" por dia. Um passe livre significa que você o deixará sossegado (não forçará uma discussão) por um período curto de tempo (até 30 minutos) para que reflita e descubra como abordar você de modo mais apropriado.

Os passes livres e o tempo para "esfriar a cabeça" podem ser usados como estratégias individuais para lidar com diversas situações. Passes livres são usados em situações nas quais você precisa discutir um evento com seu filho, por exemplo,

O que fazer quando seu filho é socialmente vulnerável e rejeitado   221

algo que ele tenha feito de errado e que provavelmente minta a respeito. A criança pode continuar a fazer o que estava fazendo por um curto período de tempo, mas é solicitada a participar da discussão no final desse período. Entretanto, o tempo para "esfriar a cabeça" é usado em uma situação de conflito, por exemplo, quando seu filho fica frustrado com a tarefa e não quer continuar. O tempo para "esfriar a cabeça" envolve validar o sentimento da criança (frustração, raiva), e pedir a ela que voluntariamente se retire da situação para que expresse a raiva de maneira mais apropriada. Assim, as duas estratégias podem ser eficazes, dependendo da situação.

8. *Reunir tudo.* Ao mesmo tempo, trabalhe para criar um ambiente familiar em que todos possam dizer o que sentem sem se preocupar com repercussões. Considere uma reunião familiar aberta como a que Beatriz e Henrique implementaram com George (veja o capítulo 6).

À medida que você ajuda seu filho a se tornar mais hábil socialmente, procure novas oportunidades de sociabilização para ele (como esportes, clubes) com grupos de crianças que ainda não conheça. Assim, ele poderá recomeçar e ter cada vez mais experiências positivas.

Reagir com mais eficácia à agressão. Sua maior preocupação talvez seja ajudar seu filho a lidar com a agressão dos colegas. Por causa da sua natureza "insolente", Ivan é muito suscetível a ser seriamente rejeitado. Com a prática constante dos exercícios anteriores, Ivan agora mostrará mais adequado controle social junto aos colegas. Mas Ivan ainda não está preparado para lidar com a agressão verbal. Ele precisa de algumas dicas para evitar a agressão:

222 TIMIDEZ – Como ajudar seu filho a superar problemas de convívio social

Estratégias contra a agressão. Diversas abordagens têm sido recomendadas para lidar com a agressão (Freedman, 2002; Lavoie, 2005; Nowicki e Duke, 1992). Essas abordagens incluem estratégias passivas, neutras e assertivas. As estratégias passivas incluem *ignorar e falar consigo*. Com essas estratégias, seu filho aprende a permanecer calmo durante um confronto, e a minimizar a atenção que dá ao agressor e aos seus escudeiros. Ignorar faz sentido, já que os agressores naturalmente escolhem crianças que não conseguem se defender ou que fazem desses confrontos espetáculos públicos. Na prática, contudo, pode nem sempre funcionar para uma criança como Ivan, porque mesmo quando ele ignora insultos dos colegas ao evitar falar ou se distanciar, não consegue esconder sua linguagem corporal, que claramente mostra seu sofrimento (ele pode fazer caretas, fazer beicinho e ficar com os olhos marejados). Dessa forma, não está realmente ignorando. Em geral, uma criança como Ivan fecha-se, chora ou se torna hostil. Por essa razão, pense em estratégias mais fortalecedoras, como falar consigo.

Falar consigo é usar pensamentos de *coping* para permanecer calmo durante a agressão ou outros confrontos estressantes. Por exemplo, seu filho pode silenciosamente dizer a si mesmo: "Relaxe", "Fique calmo" ou "Respire fundo". Mas depois da prática constante e de muita representação, ele ainda "se esquecia" de dizer essas palavras quando ocorriam disputas na escola ou no parque. Isso era realmente frustrante para Renata e Heitor. Para tornar essa abordagem mais eficaz, decidiram indicar a Ivan, com gestos, como tinham feito quando lhe ensinaram a manter as mãos sossegadas e a se manter quieto ("Mãos" e "Quieto"). Dessa vez, contudo, os gestos eram apontar para o nariz ("Inspire pelo nariz") e mover devagar a mão para baixo ("Fique calmo"). Eles sinalizavam para Ivan durante as intera-

O que fazer quando seu filho é socialmente vulnerável e rejeitado   223

ções tensas com os colegas em festas de aniversário e aulas de caratê. Para aumentar a probabilidade de generalizar isso na escola, Renata e Heitor solicitaram o apoio da professora de Ivan. Apesar de ela não estar sempre ciente dos incidentes agressivos mais sutis, ajudava Ivan a lidar com as frustrações. Consideramos que estratégias neutras como *concordar* ou *elogiar* (Freedman, 2002; Lavoie, 2005) podem ser úteis com crianças como Ivan e Rafael. A idéia por trás dessas estratégias é chocar o agressor ou "desequilibrá-lo". Os agressores esperam fortes reações de suas vítimas. Imagine a resposta do agressor se Ivan dissesse: "Você tem razão, eu sou idiota". No mínimo, o agressor ficaria irritado e, depois de um tempo, se cansaria de agredir Ivan. Mas por causa de sua alta sensibilidade, contudo, seria muito prejudicial para ele dizer algo assim. Ele ficaria magoado e se sentiria mal. Preferimos elogiar o agressor, afirmando o oposto de seu comentário depreciativo. Represente um diálogo, fingindo ser um agressor, e ajude seu filho a responder o seguinte:

Agressor: Você é um idiota.
Criança: É verdade, ninguém é tão esperto quanto você.
Agressor: Você não tem amigos.
Criança: Ninguém é tão popular quanto você.
Agressor: Você é um bobo.
Criança: Ninguém é tão bom nos esportes quanto você.

Continue praticando e representando, até que as respostas de seu filho tornem-se automáticas. Dessa maneira, ele não terá de pensar quando o outro retrucar. Você pode, também, em voz baixa, dar dicas sussurrando: "Oposto".

Ivan e Rafael têm muita dificuldade de compreender a diferença entre gozação de brincadeira e provocação maldosa, espe-

224   TIMIDEZ – Como ajudar seu filho a superar problemas de convívio social

cialmente o sarcasmo. Se isso acontece com seu filho, ajude-o a usar o humor como outra estratégia para neutralizar confrontos agressivos. O humor, da mesma maneira que concordar ou elogiar, não é a reação que os agressores esperam, e é uma estratégia simples e maravilhosa. Se você não sabe o que dizer ou fazer, simplesmente dê risada.

Você e seu companheiro podem ensinar seu filho sobre sarcasmo e provocação fazendo gozações entre si até que ele comece a rir histericamente. Depois, você pode convidá-lo a gozar de você de maneira apropriada, mas não exagerada. O próximo passo é representar situações nas quais seu filho seja provocado, e instruí-lo a reagir dando risada.

Continue a praticar até que seu filho não consiga fazer mais nada a não ser rir. Elogie o senso de humor de seu filho. Para generalizar, pratique em ambientes reais, como festas, reuniões familiares e atividades extracurriculares. Espere que ele fique bravo quando os outros forem sarcásticos, mas ajude-o a usar o humor para neutralizar a situação. Use recompensas ocasionais ou espontâneas, se necessário, para ajudá-lo a "destravar" e concentrar-se novamente.

Você deve ter em mente, também, que a eficácia da técnica para evitar a agressão depende da capacidade da criança de antecipar o contexto das situações agressivas. E, uma vez que o contexto é sempre diferente, e a capacidade da criança de antecipar pode ser limitada, há sempre a possibilidade de dar errado. Recomendamos táticas simples, mas ousadas, que podem ser implementadas e praticadas até que se tornem automáticas e que possam ser usadas quando as outras técnicas não funcionarem. Por exemplo, ajude seu filho a reagir a comentários hostis ou atos físicos dizendo: "Pare com isso!", "Deixe-me em paz!" ou "Não gosto quando você faz isso!".

O que fazer quando seu filho é socialmente vulnerável e rejeitado   225

Talvez, a mais importante estratégia contra a agressão seja buscar ajuda de maneira eficaz. Ivan, com freqüência, reagia impulsivamente com raiva e gritava os nomes dos culpados. Ao fazer isso, certamente, não se tornava benquisto pelos colegas, que o chamavam de "dedo-duro". Faça seu filho compreender e aceitar a diferença entre relatar um comportamento prejudicial e ser um dedo-duro. Pratique com representações, até que seu filho reaja corretamente com "Não fale" ou "Busque ajuda", quando você espontaneamente fornecer exemplos concretos. Pratique em ambientes sociais reais e busque o apoio da professora na escola.

Buscando apoio. O próximo passo é fortalecer seu filho, desenvolvendo um amplo sistema de apoio, que, com o tempo, inclui colegas, professores, instrutores, profissionais da saúde (psicólogos da escola, assistente social ou orientador educacional) e administradores. Faça o possível para desenvolver um bom relacionamento com a professora do seu filho por meio de telefonemas ou *e-mail*, sem muita interferência. Procure ficar sempre atualizado, e demonstre apreço pela ajuda, mesmo que ela seja bastante indiferente. Seja diplomático se precisar falar com outra pessoa em posição hierárquica mais alta, tomando cuidado para não questionar a autoridade de ninguém. Na maioria das vezes, a psicóloga ou a assistente social da escola podem se tornar uma importante fonte de apoio.

Resumo

Neste capítulo, orientamos você, ao longo dos nossos planos passo-a-passo, para que ajude seu filho a administrar a vulnerabilidade social associada à rejeição e à agressão de colegas. Discutimos estratégias para ajudar seu filho a se tornar mais flexível e respeitoso, tanto em situações que ocorrem em casa como na escola. E mostramos um cenário para o desenvolvimento de relacionamentos mais saudáveis com a família e os colegas. No capítulo 9, ajudaremos a avaliar o progresso de seu filho e a determinar se seria vantajoso buscar ajuda profissional.

9

Próximo passo

Estou começando a achar que a distração
de Talita está fora de controle.

FLÁVIA

OBJETIVOS DO CAPÍTULO

Neste capítulo, você aprenderá:
- A perceber o progresso do seu filho.
- Alguns benefícios de trabalhar com um médico ou com um profissional da área de saúde mental.
- A importância de tomar conta das próprias necessidades.

Perceber o progresso do seu filho

Quando você avalia o progresso de seu filho, é importante levar em consideração a complexidade de seus problemas sociais. Por exemplo, alguns problemas relativamente internalizados, como a timidez, a ansiedade social e as formas moderadas de esquiva ou fuga social, geralmente respondem de maneira eficaz ao tratamento, e também proporcionam resultados mais claros e observáveis. Nesse caso, você pode rapidamente notar o progresso de seu filho em relação ao grau com que se esquiva, à iniciativa social junto aos amigos, e à participação em atividades sociais e extracurriculares.

228 TIMIDEZ – Como ajudar seu filho a superar problemas de convívio social

Em muitos casos, como o de Isabelle (demora em se adaptar a uma nova situação), Eduardo (egocêntrico), Beth (ansiedade frente a situações de desempenho) e Jéssica (esquiva social), a esquiva fóbica pode ser fortemente reduzida e a sociabilização com os amigos melhora significativamente. Mas, ainda assim, é importante lembrar que a natureza de seu filho quanto à demora a se adaptar a uma nova situação, ou a tendência à ansiedade social ainda permanece. É por isso que a exposição social precisa ser contínua para que se torne parte integral do cotidiano da criança.

De qualquer modo, você pode lidar com desafios muito mais complexos e o progresso do seu filho pode ser inconsistente e, às vezes, pouco claro. Isso se deve a possíveis condições neurológicas (tais como DDA, TDAH, problemas de processamento sensorial ou de aprendizagem pragmática), ansiedade, e as características de personalidade relacionadas, tal como inflexibilidade crônica. Como resultado, ajudá-lo pode ser um processo contínuo que exige esforços a longo prazo.

A gravidade dos problemas do seu filho

Além de analisar a complexidade das crises sociais do seu filho, é importante levar em consideração o quanto suas dificuldades interferem na família, nos amigos e na escola. A fobia social de Paulo, por exemplo, estava arraigada, a esquiva social de George levou a sintomas depressivos, a vitimização de Ivan pelos colegas era crônica e Jaime estava se tornando um colecionador compulsivo (Chansky, 2000; Fitzgibbons e Pedrick, 2003).

Sendo assim, as crianças freqüentemente necessitam de programas de terapia assistida abrangentes, que possam abordar a ansiedade social e os problemas a ela relacionados. As estratégias deste livro podem ajudar seu filho a se sentir mais sob controle, a

Próximo passo 229

aumentar a auto-estima, e, por fim, a melhorar a qualidade dos relacionamentos com a família e com os amigos, mas é importante considerar este programa como uma primeira etapa. Se você ainda não o fez, aconselhamos que procure um profissional de saúde mental qualificado, principalmente se os problemas de seu filho estiverem também interferindo no trabalho escolar e afetando seu desenvolvimento escolar. Quando ansiedade e outros problemas relacionados influenciam de maneira mais ampla e intensa, as crianças e os adolescentes tornam-se progressivamente mais suscetíveis a apresentar formas clínicas de depressão e/ou comportamento suicida.

Comportamento suicida

Apesar de ser incomum em crianças com menos de 12 anos de idade, o suicídio é a terceira principal causa de morte em jovens norte-americanos entre 15 e 19 anos de idade. Os fatores de risco para o comportamento suicida incluem uma associação dos seguintes problemas (Evans et al., 2005):

❖ Dificuldades comportamentais (depressão, drogas e abuso de bebidas alcoólicas, impulsividade e ansiedade).

❖ Histórico e padrões familiares (comportamento suicida em outros membros da família, falta de união e falta de apoio).

❖ Fatores ambientais (acontecimentos negativos na vida, perdas significativas, vitimização por colegas).

Quando esses fatores de risco ocorrem simultaneamente, podem contribuir para o sentimento de falta de esperança. Ao contrário da sensação de desamparo, que geralmente é temporária, a falta de esperança é o sentimento de que nada vai melhorar. Essa

230 TIMIDEZ – Como ajudar seu filho a superar problemas de convívio social

falta de esperança tem sido apresentada como um importante indicativo de suicídio (Rotheram-Borus e Trautman, 1988). Não é de surpreender que comportamento suicida anterior seja o mais forte indício de comportamento suicida futuro (Hawton e Sinclair, 2003).

Assim, depressão e comportamento suicida são as principais preocupações com os jovens. Por causa da ameaça tripla (interações entre temperamento, sensibilidade à ansiedade e condições neurológicas; veja o capítulo 3), crianças e adolescentes socialmente vulneráveis correm o risco de apresentar fortes reações emocionais, como impulsos explosivos, fadiga crônica, ansiedade profunda e sintomas depressivos. Caso essas reações persistam, tornem-se ainda mais profundas e sejam acompanhadas de fatores estressantes na família e no meio ambiente, crianças socialmente vulneráveis podem ter maior probabilidade de apresentar transtornos depressivos e comportamento suicida. Alguns sinais de que seu filho pode estar pensando em suicídio incluem o seguinte (Barnard, 2003; Naparstek, 2006):

- ❖ Mudanças radicais no comportamento (humor, energia, apetite, sono).
- ❖ Aumento da exposição aos riscos.
- ❖ Comentários sobre morte ou sobre morrer.
- ❖ Referências a outras pessoas que tenham cometido suicídio.
- ❖ Desprendimento de objetos de valor.
- ❖ Temas relacionados à morte nas músicas, composições ou poemas infantis.
- ❖ Disponibilidade de armas de fogo ou substâncias tóxicas.
- ❖ Perda recente e devastadora (morte de parentes, fim de relacionamento).

Próximo passo 231

Esporadicamente, seu filho pode comentar sobre morte ou sobre morrer em contextos de frustração ("Gostaria de estar morto"), ou durante um período de tristeza e comportamento de esquiva, quando é mais alarmante, mas quaisquer comentários sobre suicídio, ainda que seu filho esteja fazendo alusão ao comportamento de um amigo, devem ser levados a sério. Esteja atento aos sinais de que seu filho se sente desvalorizado e/ou sem esperança (por exemplo, se é constantemente agredido), e também se fizer referência a comportamentos suicidas. Se você suspeitar que seu filho apresente sintomas de depressão e/ou pensa em um comportamento suicida, é fundamental que entre em contato com seu pediatra, com o orientador da escola ou com um profissional de saúde mental qualificado.

E a depressão bipolar?

Até este ponto no livro, enfatizamos a vulnerabilidade social proveniente da combinação entre temperamento, sensibilidade à ansiedade e condições neurológicas. Mas crianças e adolescentes podem se tornar socialmente vulneráveis por outros motivos, principalmente o distúrbio bipolar. O distúrbio bipolar é um transtorno de humor no qual o jovem vivencia depressão e surtos maníacos que, com freqüência, alternam-se rapidamente (por exemplo, em questão de horas ou dias). Sintomas depressivos incluem sentimentos de tristeza, tendência a chorar, falta de interesse em eventos prazerosos, bem como distúrbios no apetite e no sono (veja o capítulo 2). Os surtos maníacos em adultos são caracterizados por bom humor e expansividade (por exemplo, sentindo-se extremamente poderosos, confiantes e invencíveis), energia sem limites (baixa necessidade de sono), discurso estressado, comportamentos de risco (como compras desenfreadas e jogo compulsivo), falta de bom senso (impulsividade) e hipersexualidade (interesse marcante por

232   TIMIDEZ – Como ajudar seu filho a superar problemas de convívio social

objetos sexuais; maior propensão a relacionamentos extraconjugais) (American Psychiatric Association, 2000). Diagnosticar jovens com depressão bipolar é extremamente controverso por diversas razões. Primeiro, é difícil fazer a distinção entre mudanças de humor normais e problemas comportamentais dos autênticos transtornos de humor. Segundo, crianças podem não apresentar comportamentos maníacos da mesma maneira que os adultos.

Por exemplo, um comportamento maníaco em uma criança é freqüentemente expresso na forma de extrema irritabilidade, um sintoma que não é exclusivo da depressão bipolar, e é associado a diversos problemas comportamentais. Assim, continua sendo questionável se sintomas infantis dizem respeito, realmente, a manias.

Crianças com depressão bipolar não são apenas socialmente vulneráveis, em razão de alta emotividade, longos acessos nervosos (com duração de diversas horas) e impulsividade; também estão sujeitas a envolvimento com gangues e/ou seitas, acidentes, comportamento suicida, comportamento de automutilação (cortes, por exemplo), abuso de drogas e atividades criminosas (Waltz, 2000). A depressão bipolar é um transtorno grave e potencialmente incapacitante e, caso não seja tratado, pode apresentar conseqüências a longo prazo tanto para a criança, quanto para sua família. Uma intervenção rápida é crucial. Se você acha que seu filho está apresentando sinais de transtorno bipolar, consulte, imediatamente, um psiquiatra de criança e adolescente especialista em humor e transtornos relacionados.

Os superdotados

Diversas crianças descritas neste livro têm características de superdotados, o que também pode levar a uma vulnerabilidade social na juventude. Amplamente aceitas, as definições sobre su-

Próximo passo 233

perdotados incluem habilidades intelectuais ou específicas (por exemplo, matemática, ciências ou música) nos 3% a 5% superiores (Webb et al., 2005) e/ou graus de QI entre 130 e 155 (Karnes and Johnson, 1986). QI com pontuação superior a 165 indica grau ainda mais alto de inteligência (veja os gênios, por exemplo).

Não é surpreendente que alguns jovens superdotados encontrem dificuldades para se encaixar no grupo de amigos, graças ao seu intelecto avançado, à estranheza e aos interesses específicos. Jovens superdotados podem vivenciar um desenvolvimento irregular denominado "assincronia", no qual, por exemplo, as habilidades intelectuais desenvolvem-se mais rapidamente que as físicas ou as emocionais. Isso deixa a criança ou o adolescente com a sensação de desequilíbrio social e emocional (Silverman, 1995, 2000). Para complicar a questão, jovens superdotados também podem apresentar outros problemas, incluindo transtornos de atenção, de relacionamento, de aprendizado e transtorno sensorial. Esse tipo de criança, "duplamente excepcional" corre grandes riscos de se tornar socialmente vulnerável. Seus desafios de aprendizagem podem passar despercebidos por causa da sua capacidade intelectual. Se seu filho estiver passando por problemas sociais, emocionais e/ou de comportamento, e apresentar capacidade intelectual significativa, não hesite em submetê-lo a uma avaliação. Uma intervenção rápida, que trate de qualquer necessidade especial, pode fazer toda a diferença na adaptação social e na escola.

Os benefícios da ajuda profissional para seu filho

Quando é para ajudar nossos filhos, ser objetivo não é tarefa fácil. Estamos muito próximos da situação. Às vezes, a opinião imparcial de uma terceira pessoa pode ser um recurso valioso na nossa luta para ajudar a criança a superar a timidez, a lidar com a ansiedade social e a esquiva, ou a construir relacionamentos com os colegas. Um direcionamento profissional pode ajudar a manter o desenvolvimento da criança.

Ajudar seu filho é um grande desafio? Lembre-se: se seu filho for socialmente vulnerável, ele pode se sentir constantemente cansado, apavorado ou fora do controle. Pedir que ele faça alguma coisa, às vezes, pode literalmente ser demais para ele, o que pode provocar um ataque nervoso ou uma futura esquiva social. É claro que se ele tiver um temperamento forte, terá menos vontade de atender aos seus pedidos.

Muitas brigas ou tentativas frustradas de mudar o comportamento da criança podem deixar nos pais sentimentos de medo, ressentimento e exaustão. E você nem sempre pode lidar com as crises sociais, emocionais e de relacionamento com colegas, principalmente se não tiver um suporte familiar adequado (por exemplo, se você for solteiro, ou se seu parceiro não estiver envolvido na criação da criança). Um terapeuta qualificado estabelecerá metas realistas para o tratamento, bem como determinará limites junto a seu filho, criança ou adolescente. Você não será mais taxado de mau, já que o terapeuta passa a ser o responsável por estruturar o programa. À medida que seu filho for se tornando mais independente, flexível e cooperativo, o terapeuta ajudará você a estabelecer sozinho esses limites, e o apoiará para que sejam cumpridos.

Outro benefício de trabalhar com um terapeuta qualificado é que ele não irá incorporar ao programa acompanhamentos periódicos. Essas visitas podem ser usadas para reforçar habilidades de *coping* não praticadas, ou para estimular habilidades para solucionar problemas antes de transições estressantes.

Próximo passo

Medicação

De acordo com nossa experiência, a maioria das crianças e adolescentes com ansiedade social e/ou esquiva de leve a moderada responde favoravelmente à terapia, e não são candidatos à medicação. Como psicólogos, acreditamos no poder da terapia cognitiva comportamental (TCC), e em outros tratamentos psicológicos baseados em evidências. Mas também entendemos que muitos problemas da infância são influenciados por sensibilidades biológicas, neurológicas e emocionais.

Às vezes, mesmo as orientações de um profissional da saúde mental qualificado não são suficientes para lidar com essas sensibilidades e, então, em determinadas situações, você precisará considerar o uso de medicação como parte do programa de tratamento do seu filho. A medicação, em geral, só é considerada quando a ansiedade social e/ou esquiva são crônicas o suficiente para que resultem em esquiva fóbica ampla, e/ou desencadeiem sintomas depressivos persistentes. A medicação, claramente, tem valor para crianças com essas sensibilidades, e, às vezes, pode ser útil para ajudar uma criança ou adolescente a dar início ao processo de superação da ansiedade e de problemas relacionados. Combinada à TCC, a medicação também pode auxiliar em situações de crise, quando surge ansiedade grave (por exemplo, pânico ou recusa a ir à escola), depressão ou comportamento suicida, diminuindo efetivamente as crises e possibilitando que os tratamentos psicológicos sejam utilizados.

Geralmente, contudo, a medicação pode ser necessária para ajudar seu filho a controlar os sentimentos de maneira mais efetiva. Ele pode não estar em crise, mas talvez fique freqüentemente apavorado com as emoções (por exemplo, ataques nervosos), ou sua constante negatividade tenha atingido níveis intoleráveis. Ele mostra a você que a tensão contínua da vulnerabilidade social é

236 TIMIDEZ – Como ajudar seu filho a superar problemas de convívio social

excessiva. Caso isso aconteça, os relacionamentos familiares também tendem a ficar desgastados (por exemplo, pais-filhos, matrimonial/conjugal e/ou relacionamento entre irmãos), e tratar seu filho com medicação pode ajudar a restaurar o senso de equilíbrio na sua família.

Por fim, a medicação pode auxiliar seu filho a lidar de modo mais eficaz com problemas escolares e comportamentais decorrentes de um transtorno neurológico específico (como DDA e TDAH).

Caso a situação de seu filho, criança ou adolescente, leve você a considerar o uso de medicação, recomendamos que consulte um psiquiatra especialista em tratamento de ansiedade e problemas relacionados em crianças e adolescentes. Essa pessoa pode monitorar cuidadosamente a resposta de seu filho à medicação, bem como quaisquer efeitos colaterais. O pediatra do seu filho pode, provavelmente, ajudá-lo a encontrar um profissional qualificado.

Cuidar das suas necessidades

A maioria dos pais que completa nosso programa trabalha arduamente para ajudar os filhos com suas crises sociais. Durante o processo, no entanto, nem sempre dedicam o mesmo tempo e energia ao próprio bem-estar.

Cuidar da sua família deve ser o mais importante. Porém, o cuidado efetivo dos pais, em geral, apresenta resultados quando eles também cuidam das próprias necessidades, principalmente quando os filhos, crianças ou adolescentes, apresentam problemas sociais, emocionais e/ou comportamentais contínuos. Educar crianças com tais problemas é extremamente tenso, exaustivo, e, algumas vezes desencorajador. É por isso que atividades prazerosas e de lazer são tão importantes para quem cuida, além de serem

Próximo passo

componentes essenciais para um processo familiar saudável. Se você tem relutado ou simplesmente não teve tempo de buscar os próprios interesses, encontre os amigos ou vá à academia; é hora de ir em busca de um estilo de vida mais ativo e estimulante. Você e sua família serão beneficiados.

Cuidar da sua saúde mental

Cuidar de suas necessidades e buscar ajuda profissional para a criança são passos importantes, mas que nem sempre resultam em soluções efetivas. Às vezes, um pai pode também precisar de ajuda profissional para cuidar da própria saúde mental.

Tentar lidar sozinho com as necessidades sociais, emocionais, comportamentais e acadêmicas do seu filho socialmente vulnerável pode ser assustador. E quanto às necessidades do restante da família? E quanto ao senso de ordem na sua casa? E as responsabilidades no seu trabalho? Se você não tem conseguido fazer isso tudo, poderá estar se sentindo um fracasso como pai, cônjuge ou companheiro. Afinal, você acha que deve ser capaz de lidar com todo tipo de situação. (Lembre-se: "deve" é uma distorção. O que você realmente quer dizer é que *gostaria* de ser capaz de lidar melhor com a situação.) Mas, sob tais circunstâncias, lidar com tudo sozinho pode não ser realista, e tentar agir desse modo pode tornar você suscetível à ansiedade, depressão e problemas físicos.

Fadiga crônica, preocupação e/ou esquiva social podem limitar a capacidade de qualquer pai de ajudar o filho. O estresse resultante de outras fontes, como conflitos familiares, problemas conjugais ou falta de suporte emocional ou financeiro também podem interferir na capacidade dos pais de ajudar os filhos. Se você acha que pode se beneficiar de ajuda profissional, pense em entrar em contato com um especialista ou com um centro de referência para saúde mental. Lembre-se de que você é um membro indispensável para a sua família, e alguém de quem as pessoas que você ama dependem e gostam. Por isso, você precisa cuidar das suas necessidades e da sua saúde mental. Faça disso a sua prioridade.

Resumo

Se você seguiu as lições do nosso programa por conta própria ou trabalhou com o auxílio de um médico e/ou profissional da saúde mental, você deu passos importantes para ajudar seu filho a superar a timidez, a lidar com a ansiedade e/ou esquiva social e, mais importante, ajudou-o a melhorar e a proteger o próprio bem-estar social.

Referências bibliográficas

ALBANO, A. M., and M. F. Detweiler. *The developmental and clinical impacts of social anxiety and social phobia in children and adolescents.* In *From Social Anxiety to Social Phobia: Multiple Perspectives* editado por S.G. Hofmann e P. DiBartolo. Needham Heights, MA: Allyn and Bacon, 2001.

AMERICAN Psychiatric Association. *Diagnostic and Statitiscal Manual of Mental Disorders.* 4th ed., text revision. Washington, DC: American Psychiatric Association, 2000.

ASHER, S. and J. Parker. *Significance of peer relationship problems in childhood.* In *Social Competence in Developmental Perspective,* editado por B. Schneider, G. Attili, J. Nadel e R. Weissberg. Dordrecht: Kluwer, 1989.

BARKLEY, R. A. *Attention-Deficit Hyperactivity Disorder: A Handbook for Diagnosis, Assessment and Treatment.* Nova York: Guilford Press, 2005.

BARLOW, D. H. *Anxiety and Its Disorders: The Nature and Treatment of Anxiety and Panic.* 2nd ed. Nova York: Guilford Press, 2002.

BARNARD, M. U. *Helping your Depressed Child: A Step-by-Step Guide for Parents.* Oakland, CA: New Harbinger Publications, 2003.

BECK, J. S. *Cognitive Therapy: Basics and Beyond.* Nova York: Guilford Press, 1995.

240   TIMIDEZ – Como ajudar seu filho a superar problemas de convívio social

BIEL, L., and N. Peske. *Raising a Sensory Smart Child: The Definitive Handbook for Helping Your Child with Sensory Integration Issues.* Nova York: Penguin Books, 2005.

BIERMAN, K. L. *Peer Rejection: Developmental Processes and Intervention Strategies.* Nova York: Guilford Press, 2004.

CHANSKY, T. E. *Freeing Yor Child from Obsessive-Compulsive Disorder.* Nova York: Three Rivers Press, 2000.

CHENG, M., and J. Bogget-Carsjens. *Consider sensory processing disorders in the explosive child: Case report and review. Canadian Child and Adolescent Psychiatry Review* 14:44-48, 2005.

COLOROSO, B. *The Bully, the Bullied and the Bystander.* Nova York: Harper Resouce, 2003.

DAWSON, P., and R. Guare. *Executive Skills in Children and Adolestents: A Practical Guide to Assessment and Intervention.* Nova York: Guilford Press, 2004.

DRABMAN, R. S., and D. L. Creedon. Beat the buzzer. *Child Behavior Therapy* 1:295-96, 1979.

EISEN, A. R., and L. B. Engler. *Helping Your Child Overcome Separation Anxiety or School Refusal: A Step-by-Step Guide for Parents. Oakland, CA: New Harbinger Publications,* 2006.

EISEN, A. R., and C. E. Schaefer. *Separation Anxiety in Children and Adolescents: An Individualized Approach to Assessment and Treatment.* Nova York: Guilford Press, 2005.

EVANS, D. L., E. B. Foa, R. E. Gur, H. Hendin, C. P. O'Brien, M. E. P. Seligman, and B. T. Walsh. *Treating and Preventing Adolescent Mental Health Disorders.* Nova York: Oxford, 2005.

FITZGIBBONS, L., and C. Pedrick. *Helping Your Child with OCD: A Workbook for Parents of Children with Obsessive-Compulsive Disorder.* Oakland, CA: New Harbinger Publications, 2003.

FREEDMAN, J. S. *Easing the Teasing: Helping Your Child Cope with Name-Calling, Ridicule, and Verbal Bullying.* Nova York: Contemporary Books, 2002.

Referências bibliográficas

FRIEDBERG, R. D., and J. M. McClure. *Clinical Practice of Cognitive Therapy with Children and Adolescents: The Nuts and Bolts.* Nova York: Guilford Press, 2002.

GOODYER, I. M., and P. Cooper. A community study of adolescent depression in girls: The clinical features of identified disorder. *British Journal of Psychiatry* 163:374-80, 1993.

HAMAGUCHI, P. A. *Childhood Speech, Language, and Listening Problems: Whaty Every Parent Should Know.* Nova York: John Wiley & Sons, 2001.

HARTUP, W. W. Friendships and their developmental significance. *In Childhood Social Development: Contemporary Perspectives,* edited by H. McGurk. Hove, England: Erlbaum, 1992.

HAWTON, K., and J. Sinclair. The Challenge of evaluating the effectiveness of treatments for deliberate self-harm. *Psychological Medicine* 33:955-58. 2003.

KAGAN, J., J. S. Reznick, and N. Snidman. Biological bases of childhood shyness. *Science* 240:167-71, 1986.

KARNES, M. B., and L. J. Johnson. Identification and assessment of gifted/talented handicapped and non-handicapped children in earlhy childhood. *Journal of Children jin Contemporary Society* 18(3-4):35-54, 1986.

KEARNY, C. A. *Social Anxiety and Social Phobia in Youth: Characteristics, Assessment, and Psychological Treatment.* Nova York: Springer, 2005.

KENDALL, P. C. Healthy thinking. *Behavior Therapy* 23:1-11, 1992.

KENDALL, P. C. and J. P. MacDonald. Cognition in the psychopathology of youth and implications for treatment. In *Psychopathology and Cognition,* edited by K. S. Dobson and Pl. C. Kendall. San Diego, CA: Academic Press, 1993.

LAVOIE, R*It's So Much Work to Be Your Friend: Helping the Child with Leanring Disabilities Find Social Sucess.* Nova York: Simon & Schuster, 2005.

LOCKSHIN, S. B., J. M. Gillis, and R, G. Romanczyk. *Helping Your Child with Autism Spectrum Disorder: A step-by-Step Workbook for Families*. Oakland, CA: New Harbinger Publications, 2005.

MONASTRA, V. J. *Parenting Children with ADHD: 10 Lessons That Medicine Cannot Teach*. Washington, DC: American Psychological Association, 2005.

NANSEL, T. R., M. Overpeck, R. S. Pilla, W. J. Ruan, F. Simons-Morton, and P. C. Scheidt. Bullying behaviors among U.S. youth: Prevalence and association with psycho-social adjustment. *Journal of the American Medical Association* 285:2094-2100, 2001.

NOWICKI, S., and M. P. Duke. *Helping the Child Who Doesn't Fit In*. Atlanta, GA: Peachtree Publishers, 1992.

OLLENDICK, T. H., and J. A. Cerny. *Clinical Behavior Therapy with Children*. Nova York: Kluwer/Plenum Press, 1981.

OLWEUS, D. *Bullying at School*. Malden, MA: Blackwell Publishing, 1993.

_____. Bullying at school: Knowledge base and an effedtive intervention program. *Annals of the Nova York Academy of Sciences* 794:265, 1995.

OLWEUS, D., S. Limber, and S. Mihalic. *Blueprints for Vilolence Preventionm Book Nine: Bullying Prevention Programa*. Boulder, CO: Blueprints for Violence Prevention Series, 2000.

OZONOFF, S., G. Dawson, and J. McPartland. *A Parent's Guide to Aperger Syndrome and High Funcioning Autism: How to Meet the Challenges and Help Your Child Thrive*. Nova York: Guilford Press, 2002

PARKER, H. C. *The ADD Hyperactivity Workbook for Parents, Teachers, and Kids*. Plantation, FL: Specialty Press, 1999.

PATTERSON, G. R. *Coercive Family Processes*. Eugene, OR: Castilia Press. Rotheram-Borus, M. J., and P. D. Trautman, 1982.

HOPELESSNESS, depression and suicidal intent among adolescent suicide attempters. *Journal of the American Academy of Child and Adolescent Psychiatry* 27:700-704, 1988.

Referências bibliográficas 243

SELIGMAN, M. E. P., K. Reivich, L. Jaycox, and J. Gillham. *The Optimistic Child.* Boston, MA: Houghton Mifflin, 1995.

SILVERMAN, L. K. The universal experience of being out-of-sync. In *Advanced Development: A Collection of Works on Giftedness in Adults,* edited by L. K. Silverman. Denver: Institute for the Study of Advanced Development, 1995.

_____. Te two-edged sword of compensation: How the gifted cope with learning disabilities. In *Uniquely Gifted: Identifying and Meeting the Needs of the Twice Exceptional Student,* edited by K. Kay, Gilsim, NH: Avocus Publishing, 2000.

SMITH, S. G., and J. R. Sprague. The mean kid: Na overview of bully/victim problems and research based solutios for schools. *Oregon School Study Council Bulletin* 44:2, 2003.

SPRAGUE, J. R., and H. M. Walker. *Safe and Healty Schools: Practical Prevention Strategies.* Nova York: Guilford Press, 2005.

STEWART, K. *Helping a Child with Nonverbal Learning Disorder or Asperger's Syndrome.* Oakland, CA: New Harbinger Publications, 2002.

STRAUSS, C.C., and C. G. Last. Social and simple phobias in children. *Journal of Anxiety Disorders* 7:141-52, 1993.

TANGUAY, P. B. *Nonverbal Learning Disabilities at Home: A Parent's Guide.* London: Jessica Kingsley Publishers, 2001.

WALKER, H. M., E. Ramsey, and F. M. Gresham. *Antisocial Behavior in School: Evidence-Based Practices.* Belmont, CA: Wadsworth, 2004.

WALTHZ, M. *Bipolar Disorders: A Guide to Helping Children and Adolescents.* Sebastopol, CA: O'Reilly and Associates, 2000.

WEBB, J. T., E. R. Amend, N. E. Webb, J Goerss, P. Beljan, and F. R. Olenchak. *Misdiagnosis and Dual Diagnoses of Gifted Children and Adults: ADHD, Bipolar, OCD, Asperger's, Depression and Other Disorders.* Scottsdale, AZ: Great Potential Press, 2005.

Este livro foi impresso pela
gráfica Sermograf em papel *offset* 75 g.